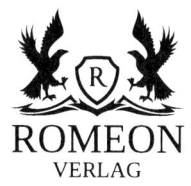
ROMEON
VERLAG

Kann man alles vergeben?

1. Auflage, erschienen 10-2018

Umschlaggestaltung: Romeon Verlag
Text: Birgit Stengel
Layout: Romeon Verlag

ISBN: 978-3-96229-080-1

www.romeon-verlag.de
Copyright © Romeon Verlag, Kaarst

Alle im Buch enthaltenen Angaben, Ergebnisse usw. wurden vom Autor nach bestem Gewissen erstellt. Sie erfolgen ohne jegliche Verpflichtung oder Garantie des Verlages. Er übernimmt deshalb keinerlei Verantwortung und Haftung für etwa vorhandene Unrichtigkeiten.

Bibliografische Information der Deutschen Nationalbibliothek:
Die Deutsche Nationalbibliothek verzeichnet diese Publikation in der Deutschen Nationalbibliografie; detaillierte bibliografische Daten sind im Internet über *http://dnb.dnb.de* abrufbar.

BIRGIT STENGEL

KANN MAN ALLES VERGEBEN?

MEIN WEG IN DIE FREIHEIT

INHALT

Jahr 2016

Danksagung

Von ganzem Herzen bedanken möchte ich mich bei meinem Mann, für den diese Zeit meiner Heilung auch mit viel Schmerz und Kummer verbunden war. Das Gleiche gilt für unsere 3 wunderbaren Jungs. Sie alle mussten viele Tränen der Verzweiflung von mir miterleben. Diese Erfahrung hat uns als Familie zusammenwachsen und stärker werden lassen.

Mein Dank gilt auch meinen wundervollen und einzigartigen Freundinnen, die mir viele Stunden zuhörten, mir Kraft und Mut gaben und mich manches Mal einfach nur in ihren Armen hielten.

Bedanken möchte ich mich auch bei meinem Verlag, der es mir ermöglicht dieses Buch für andere Menschen zugänglich zu machen.

Ein Dank gilt auch mir selbst, dass ich den Mut, die Kraft und Ausdauer in mir aufbrachte, durch diesen Prozess zu gehen, und dadurch unglaublich in meiner Stärke und meinem Selbstvertrauen gewachsen bin.

Als Letztes gilt mein Dank allen Leserinnen und Lesern, die den Weg zu diesem Buch gefunden haben, mögt ihr euch inspiriert fühlen euren eigenen Heilungsweg zu gehen.

In aufrichtiger Liebe

eure Birgit Stengel

Wie ich dazu kam dieses Buch zu schreiben

Nachdem mein erstes Buch „BurnOut – Das größte Geschenk meines Lebens" fertig war und ich es an einen Verlag weitergegeben hatte, spürte ich noch immer viele Unsicherheiten und Ängste in mir. Da mir das Schreiben immer noch Freude bereitete, schrieb ich nach wie vor Gedanken und Inspirationen aus meinem Inneren heraus nieder. Als ich dann Ende Oktober 2016 meinen Missbrauch aus der Kindheit und den damit zusammenhängenden tiefsitzenden Ängsten in mir erkannte war es für mich naheliegend weiter zu schreiben. Dies half mir schon bei der Aufarbeitung vieler vorheriger Themen. Wie auch beim ersten Buch war das Schreiben für mich in erster Linie ein Aufarbeitungsprozess meiner eigenen Themen und Aufgaben. Dass daraus ein Buch oder auch mehrere entstehen würden, war mir zum damaligen Zeitpunkt sicherlich nicht bewusst. Ebenso ging es mir bei diesem zweiten Buch. Durch das Schreiben erlebte ich Heilung. Ich hatte das Gefühl die Schmerzen meines Körpers, meines Geistes und meiner Seele wurden mit jedem Wort, das ich niederschrieb, weniger.

Schon in vergangenen Seminaren wurde ich durch betroffene Frauen mit dem Thema des sexuellen Missbrauchs konfrontiert. Damals kam mir schon der Gedanke, ob man das wirklich jemals komplett vergeben und damit hinter sich lassen könnte? Dieser Gedanke wurde dann zur Überschrift dieses aktuellen Buches. So entstanden viele Seiten, viele schmerzvolle Gefühle und Emotionen durfte ich loslassen. Die Affirmation „Ich vergebe meinen Peinigern!" war lange Zeit mein täglicher Gedanke und Begleiter. Ich wusste lange während des Heilungsprozesses nicht, in welche Richtung ich mich, mein Körper, mein Geist und meine Seele sich entwickeln würden. Viele Stunden der Verzweiflung und Tränen durchlebte ich.

Und nach etwa 6 Monaten wurde es tatsächlich um mich herum wieder etwas lichter und leichter. Das war ein wirklich tolles und unglaubliches Gefühl für mich und letztendlich entstand dieses Buch daraus. Hier möchte ich noch erwähnen, dass ich mir sehr viele Gedanken darüber machte, diese Zeilen wirklich an die Öffentlichkeit weiterzugeben. Seit Fertigstellung des Buches und dem Unterzeichnen eines Vertrages ist fast genau 1 Jahr vergangen. Ich spürte, dass ich diese Zeit brauchte, um weiter in mir zu wachsen, um standhafter gegen Ablehnungen mir, meinen Erfahrungen und daraus entstandenen neuen Sichtweisen gegenüber zu werden.

Immer und immer wieder habe ich in dieser Zeit meine Erlebnisse gelesen und alle aufkommenden – das Für und Wider – zur Veröffentlichung dieses Buches, betrachtet. Oft habe ich mein Inneres und alle himmlischen Helfer um Rat und Hilfe gebeten. Und als ich mich danach auf das Schreiben konzentrierte, bekam ich wie schon so oft Antworten darauf. Dies gab mir die Kraft dazu dieses Buch letztendlich veröffentlichen zu lassen, da viele Menschen, vor allem Frauen, auch solche Erlebnisse erfahren haben. Mehr hierzu steht jedoch im nächsten Buch.

Mögen euch, liebe Leserinnen und Leser, diese Zeilen zur Hilfestellung bei euren eigenen Erfahrungen dienen.

ALLGEMEINE GEDANKEN

Wir befinden uns in einer Zeit des Bewusstwerdens. Viele spüren, dass sie aus ihrer Mitte geraten sind. Das ist auch gut so, wenn wir dies nicht spüren würden, hätten wir keinen Grund etwas in unserem Leben verändern zu müssen. Tiefe Unzufriedenheit breitet sich bei einem Großteil der Menschen aus. Ich habe die Möglichkeit weiter in der Tretmühle des Unbewussten oder des Opferdaseins zu verharren oder mir bewusst zu werden, dass ich Schöpfer meines Lebens und in der Lage bin dieses verändern zu können. Aber hier besteht meine Aufgabe, mein vergangenes Leben anzuschauen, zu durchleuchten, wo ich nicht in Liebe gehandelt habe. Hierzu fällt mir ein Zitat aus der Bibel ein: „Du Narr, du siehst den Splitter im Auge deines Nächsten, aber den Balken in deinem nimmst du nicht wahr!"

Es ist definitiv niemand anderes für mein Leben verantwortlich als ich selbst. Ich ganz alleine, kein Ehepartner, keine Kinder, kein Nachbar oder sonst jemand. Mein Gegenüber spiegelt mir nur, welche Gefühle in meinem Innersten noch nicht geheilt sind. Wann übernehmen wir endlich die Verantwortung für unser Leben und lösen uns aus der Opferrolle? Wenn wir uns machtlos fühlen, haben wir diese unsere Schöpfer-Macht abgegeben. Jemand anderes hat diese übernommen, damit fühlen wir uns ohnmächtig. Holen wir uns diese, unsere gottgegebene Macht, wieder zurück!

Manches Mal denke ich, die Leute haben nichts Besseres zu tun als über andere herzuziehen. Es erschreckt mich immer wieder aufs Neue, mit welcher Geschwindigkeit Neuigkeiten ihren Umlauf finden. Diese Menschen haben, wenn man sie mal auf der Straße trifft, niemals Zeit. Wenn es jedoch darum geht Neues über andere erfahren zu können, haben sie plötzlich alle Zeit der Welt. Oft grenzt es für mich fast an Sucht, mit welcher Intensität sich Menschen über andere auslassen. Taucht jedoch einer dieser Personen in Reichweite auf, tut man so, als wäre nie etwas gewesen. Für mich ist das pure Scheinheiligkeit. Ich persönlich verhalte mich anderen gegenüber mit Respekt und Achtung, so wie auch ich von anderen behandelt werden möchte.

Selbstverständlich habe ich Mitgefühl, wenn jemand erkrankt ist oder andere Probleme hat, aber das kann ich dann persönlich mit meinem Gegenüber klären und nicht über Dritte. Ich habe mehr und mehr den Eindruck, dass diese Beschäftigung mit anderen nur dazu dient, sich selbst zu vergewissern, dass man doch gut ist (auch wenn man daran selbst erhebliche Zweifel hat). Hier müsste ich mir Zeit für mich nehmen, meine Gedanken und Einstellungen, die ich zum Leben habe, erst einmal betrachten. Stimmen diese für mich noch so, wie sie sind, oder möchte ich daran etwas verändern. Übernehme ich die Verantwortung für mein Leben? Das kann ich nur, wenn ich mich mit mir und meiner Vergangenheit auseinandersetze. Ist mein Leben, so wie ich es jetzt lebe, stimmig für mich oder auch nicht?

Das bedarf Zeit und Achtsamkeit. Vor allem aber der Entscheidung und des Willens einen ersten Schritt zur Veränderung zu machen. Die Macht über mein Leben wieder selbst in die Hand zu nehmen, mich nicht ohnmächtig und hilflos der Gesellschaft auszusetzen. Mich nicht in der Opferrolle auszuruhen und immer anderen Personen die Schuld an meinem Leben, meiner jetzigen Situation zu geben. Täglich habe ich die Entscheidung, jede Minute meines Lebens, dieses voll Freude und Selbstbestimmung erfahren zu wollen und auch zu dürfen. Mein Leben nach meinem Willen zu gestalten und zu formen, wie es mir Freude bereitet.

JUNI/JULI

Dann war es wirklich so weit, dass ich das Buch „Burn-out – Das größte Geschenk meines Lebens" geschrieben hatte. Das fühlte sich schon erstaunlich an. Im Internet suchte ich verschiedene Verlage heraus, an die ich mein Manuskript schicken wollte. In einer Liste schrieb ich zuerst alle Verlage zusammen, die ich anschreiben wollte. Weiter informierte ich mich im Internet über die Vorgehensweise bei einem selbst geschriebenen Buch und fand dort wichtige Informationen. Auch bei den einzelnen Verlagen konnte ich für mich noch Interessantes herausziehen. Zu meinem Manuskript benötigte ich eine Kurzbeschreibung von etwa 2 Seiten, auch Exposé, genannt, einen kurzen Lebenslauf und bei einigen Verlagen auch ein Bild von mir.

Einer meiner Jungs fotografiert gerne und kaufte sich vergangenes Weihnachten eine neue Kamera. Da es Sommer war und unser Garten in seiner vollsten Pracht stand, lag es sehr nahe dort Portraitaufnahmen von mir zu machen. Die Bilder wurden alle sehr schön.

Mitte Juli ging es dann endgültig los. Es war an einem Donnerstagabend, an dem ich bis spät in die Nacht hinein meine zusammengestellten Unterlagen über das Internet an die ausgewählten Verlage verschickte. Es waren insgesamt 17 Verlage, die ich anschrieb.

Erschöpft, aber auch sehr glücklich und zufrieden fiel ich an diesem Abend ins Bett. Ich freute mich, dass alles so reibungslos geklappt hatte. Am nächsten Tag fuhr ich mit dem Auto für ein verlängertes Wochenende nach Wien. Erst Montagabend ging es zurück.

Wieder Zuhause angekommen staunte ich nicht schlecht. Da lag doch tatsächlich schon ein Angebot zur Veröffentlichung meines Buches in unserem Briefkasten. Als Absendedatum war der gleiche Tag, an dem ich meine Unterlagen weggeschickt hatte, angegeben. Das fand ich schon sehr erstaunlich und freute ich mich riesig darüber. In den nächsten 4 Wochen bekam ich noch weitere 11 Verlagszusagen. Manche riefen mich persönlich an, um ihr Interesse an meinem Buch weiterzugeben. Über dieses große Interesse war ich mehr als berührt. Alle Verlage, von denen ich eine Zusage bekam, hatten warmherzige und liebevolle Worte über mein Manuskript. Das erfüllte mich mit großer Dankbarkeit. Immer wieder kamen beim Schreiben des Buches Zweifel in mir hoch, ob es wohl richtig war dies alles niederzuschreiben und ob wohl seitens der Leser auch Interesse da sein würde. Aber nach diesen, für mich ganz erstaunlich positiven Rückmeldungen verflogen meine Zweifel endgültig.

Ich schrieb alle Angebote zusammen und versuchte sie einigermaßen zu vergleichen, aber dabei stellte ich erst fest, welche großen Unterschiede und auch Möglichkeiten es bei der Veröffentlichung eines Buches gibt. Interessant fand ich dabei Informationen zu erhalten, über die man sich sonst keine Gedanken beim Lesen eines Buches macht. Selbst bei den Druckfarben gibt es welche, die sehr umweltfreundlich sind, andere Verlage legen hierauf wieder weniger Wert. Aufregend war auch die Tatsache, dass die meisten Verlage auf den großen Buchmessen, in Deutschland, die bekanntesten die „Frankfurter Buchmesse" und die „Leipziger Buchmesse", vertreten sind und dort ihre neuesten Bücher vorstellen. Sehr viele Verlage luden mich auch zu einem persönlichen Gespräch ein.

Bei sehr vielen Verlagen ist es so geregelt, dass man als Neuautor einen gewissen Eigenanteil bei der Erstellung eines Buches zu tragen hat. Die Summen für diese Eigenbeteiligung liegen hierfür zwischen 2000.- und 14.000.- Euro.

AUGUST

Eigentlich ist ja alles supergut. Das erste Buch hatte ich an mehrere Verlage geschickt und auch schon eine Menge Angebote zur Veröffentlichung dieses Buches bekommen. Trotzdem holte mich der Alltag wieder ein. Das Wetter war in den vergangenen Tagen wirklich sehr schön. Die Sonne schien und wir hatten sommerliche Temperaturen. Mein Körper fühlt sich auf der einen Seite sehr wohl die Sonnenstrahlen auf der Haut zu spüren, aber auf der anderen Seite schwitze ich phasenweise immer noch sehr, sehr viel. Das macht mir enorm viel aus. Da sind von einer Minute auf die andere die frisch gewaschenen Haare, mit denen ich mich zuvor noch sehr wohl fühlte, zu einem strähnigen, jämmerlichen Etwas geworden, das wie nach einem Regenschauer ohne Form und Glanz an meinem Kopf klebt.

Hier klingen die Worte, die ich im ersten Buch erwähne „Mich selber von ganzem Herzen lieben", mehr als weit entfernt. Noch dazu sprießen meine Pickel dann auch wieder ins Unermessliche. Hier fühle ich mich nur noch verzweifelt. Alles bisher so mühevoll Erlernte und Erarbeitete ist in Minutenschnelle in den Hintergrund geraten. Ich weiß, dass Selbstmitleid ein ganz schlechter Begleiter ist, und möchte auch nicht darinnen verweilen, aber in solch einem Moment sind das eben meine Gefühle. Und ehrlich zu sein und diese anzunehmen ist ja auch richtig und wichtig. In diesen Momenten ziehe ich mich zurück und bitte Gott und seine himmlischen Helfer um Unterstützung.

Wir haben sehr oft konkrete Vorstellungen, wie diese Unterstützung auszusehen hätte. Gott aber hat einen größeren, weiteren Blickwinkel auf unser Leben und unterstützt uns auf seine Art und Weise. Und bin ich wirklich ein anderer Mensch, wenn ich äußerlich scheinbar perfekt bin? Wir haben vergessen viel mehr Wert auf die inneren Werte zu legen. So sollte die Liebe und Güte eines Menschen an oberster Stelle stehen, an dem wir ihn messen. Wobei wir hier schon gleich wieder beim Vergleichen sind. Wir sind einfach alle wunderbare, einzigartige Geschöpfe, aus Gottes unermesslicher Liebe entstanden. Wenn wir diesen Gesichtspunkt in den Vordergrund stellen, werden Äußerlichkeiten nebensächlich.

In meinem Körper und Geist spüre ich jedoch dieses große „ABER" und merke, dass zwar diese Worte den Weg auf mein Papier finden, es mir manches Mal trotzdem noch sehr schwerfällt diese voll und ganz anzunehmen, geschweige denn sie in meinem Herzen zu fühlen und zu leben, umzusetzen. Ich bitte unermesslich alle göttlichen Wesen um Unterstützung zur Heilung meines Körpers, meines Geistes und meiner Seele.

Oft fällt es mir noch schwer meinen Verstand, meine Gedanken beiseitezulegen, nur auf mein Herz zu hören. Mich darauf einzulassen in die Tiefe meines Herzens vorzudringen. Die Stille wirklich wahrzunehmen. Das Außen macht sich noch zu sehr breit in meinem Kopf. Manches Mal gelingt es mir, nur im Hier und Jetzt zu sein. Dann ist mein Kopf total ausgeschaltet, ich bin nur im Fühlen. Das finde ich als ein wunderbares Geschenk. Hier kann ich Gott in mir spüren. Da habe ich das Gefühl immer größer und größer zu werden. Ein unglaublicher Frieden breitet sich in mir, in meinem Herzen und weit darüber hinaus aus. Für mich ist das Glückseligkeit. Solche Momente helfen mir meinen Weg Schritt für Schritt weiterzugehen.

VERTRAG UNTERSCHRIEBEN

Nach sehr vielen Überlegungen entschied ich mich Mitte August für einen Verlag und unterschrieb den Vertrag für das erste Buch, und zwar am 14. August 2016. Zeitnah bezahlte ich meinen Eigenanteil und dann konnte es losgehen. Eine Lektorin sollte sich um die Überarbeitung der Texte kümmern, Designer um das Layout und später dann eine eigene Marketingabteilung um die Vermarktung dieses Buches. Es war schon eine wundervolle Vorstellung wirklich und tatsächlich ein Buch auf den Markt zu bringen. Damit wollte ich in erster Linie Menschen erreichen, die etwas in ihrem bisherigen Leben verändern möchten.

So genoss ich die noch verbleibende Sommerzeit. Das Wetter war schön und nach wie vor liebe ich unseren Garten und die wunderbare Natur. Wir waren auf verschiedenen Veranstaltungen und Anfang September noch eine Woche mit der ganzen Familie in einem sehr großzügigen und wunderschönen Anwesen in der Toskana. Dort hatten wir nochmals Sonne pur, einen superschönen Pool und erkundeten auch einige Sehenswürdigkeiten in der Umgebung.

OKTOBER

Mittlerweile starte ich jeden Morgen mit einem Gebet und in Verbindung mit Gottes unendlicher Liebe. Seit ich vor nun mehr als 4 Jahren von der Macht der Gedanken hörte, habe ich kontinuierlich daran gearbeitet. Für mich gehören Gebet, Stille, Danken und Gestalten meiner Gedanken zu meinem täglichen Leben wie das Zähneputzen, Essen und Trinken. Ebenso wie das immer wieder bewusste tiefe Ein- und Ausatmen für mich dazuzählen.

Trotz fleißigen Übens und Achtsamkeit nahm ich in der Stille immer wieder noch eine sehr große Traurigkeit in mir wahr, die mir dann wieder meine ganze mühsam erarbeitete Energie und Selbstachtung nahm. Was steckte hier immer noch in mir, das diese Wahrnehmung verursachte. Es breitete sich eine riesen große Kleinheit über mir aus und ich wusste nicht, womit das zusammenhing. Oft, noch zu oft, fühlte ich mich auch nicht wohl in meiner Haut. Die Haut ist ein Spiegel der Seele, aber wo war meine Seele noch nicht geheilt? Auch wurde mir bewusst, dass es mir sehr schwerfiel an meiner Haut, meinem Körper berührt zu werden. Selbstliebe ist die höchste aller Schwingungen und diese kann alles heilen. Diese konnte ich immer noch nicht tief in meinem Inneren für mich empfinden. Ich wusste, dass ich täglich noch weiter lernen durfte. Wie schwer es doch war, mich einfach nur zu lieben, mit ganzem Herzen.

Auch meinen Alltag versuchte ich immer wieder zu verändern, einfacher zu gestalten, um mehr Zeit für mich zu haben. Ich liebe es Zeit für mich, mit mir, mit meinem Inneren zu verbringen. So versuche ich in der Stille meine Gedanken zu beobachten, womit sie sich beschäftigen. Dabei stellte ich nun fest, dass es für mich und meinen Kopf eine enorm große Herausforderung ist täglich zu überlegen: „Was koche ich heute nur." Da ich ja nun meine Gedanken intensiver beobachtete als früher, fiel mir dabei auf, wie oft um dieses Thema meine Gedanken kreisten. Wenn ich die Überlegungen um das Kochen abschalten könnte, blieb diese Zeit für positive Gedanken übrig. Das wollte ich versuchen zu verändern. Hier will ich noch erwähnen, dass ich sehr gerne koche und auch für neue Rezepte immer offen bin, aber eben die Frage nach dem „WAS" für mich das viel größere Problem dabei ist.

Damit war ich aber bei weitem nicht die Einzige. Durch Gespräche mit Freundinnen erfuhr ich, dass es vielen genauso ging wie mir. Ich setzte mich intensiv damit auseinander, wie ich hier nachhaltig etwas verändern konnte. Einen Mittagsplan hatte ich auch schon immer wieder erstellt, der aber nicht auf Dauer standhielt. So beschloss ich ein eigenes Kochbuch für mich zu erstellen. Ich überlegte, welches wohl die sinnvollste Vorgehensweise war.

Ich kaufte mir DIN A5 Klarsichthüllen, in die ich alle Rezepte einordnete. Zum Teil nahm ich sie aus einem schon vorhandenen Rezeptordner, zum Teil kopierte ich sie aus ganz vielen verschiedenen Kochbüchern zusammen. Eigentlich bin ich kein Fan von zu viel Papierkonsum, aber ich wollte auch nicht einzelne Seiten aus den vorhandenen Kochbüchern herausreißen. Da einer meiner Söhne kein Fleisch isst, versuchte ich natürlich darauf Rücksicht zu nehmen. Sehr interessante Gerichte fanden den Weg in meine Rezeptsammlung. Es gibt nun maximal 2 Fleischgerichte pro Woche.

So entstand über einen Zeitraum von etwa 4 Wochen mein „eigenes" Kochbuch. Wenn ich wieder neue Rezepte zum Ausprobieren finde, werden sie einfach dazu geheftet und das Kochbuch erweitert sich automatisch. Diese Lösung ist für mich genial und ich freue mich sehr darüber. Eine Buchstütze dazu habe ich mir im Internet bestellt. So steht es nun immer aufgeschlagen in meiner Küche und ich brauche täglich nur eine Seite weiter zu blättern. Selbst das Einkaufen ist nun wesentlich entspannter. Auch meine Familie ist davon begeistert. Einige Freundinnen möchten am liebsten auch gleich dieses Kochbuch haben.

Immer wieder gleiten meine Gedanken zurück zu meinem Zusammenbruch Ende 2011 und den unwahrscheinlich vielen neuen Blickwinkeln, die ich erfahren durfte. Viele neue Bücher und Meditationen, die mir bis heute helfen zu lernen und an meinen Aufgaben zu wachsen, haben den Weg zu mir gefunden. Die Spiegelgesetze zeigen mir, an welchen Punkten oder Problemen es bei mir noch hapert. Das hatte ich bisher nirgends gelehrt bekommen. In meiner Vergangenheit lebte ich nur im Außen und habe, wie die meisten Menschen, andere für ihre Handlungen mir gegenüber verurteilt. Wenn wir jedoch erkennen, dass diese Ursachen in uns selbst liegen und darauf warten an die Oberfläche zu kommen, um erkannt, verwandelt und damit geheilt zu werden, bekommt vieles für mich einen total anderen Stellenwert. Wir haben nun die Möglichkeit das anzunehmen und etwas in unserem Leben zu verändern oder wir können weiter in unserem Elend und Selbstmitleid verharren. Diese Entscheidung liegt einzig und alleine bei mir selbst. Und dafür ist auch absolut niemand außer mir selbst verantwortlich. Wie schon geschrieben setze ich das täglich, so gut es mir gelingt, in meinem Alltag um. Immer wieder bin ich erstaunt, welche Resultate meine Veränderung doch in meinem täglichen Leben hervorbringen. Voller Dankbarkeit nehme ich diese an.

Vor meinem Zusammenbruch war ich sowohl im Kirchen- als auch im Vereinsleben in unserer Gemeinde aktiv. Gerne war ich in diesen Gemeinschaften unterwegs und habe dort auch sehr viel Zeit investiert. Während meiner Krankheitszeit musste ich dann fast alles für eine geraume Zeit aufgeben, da ich keine Kraft dafür übrighatte. So nahm ich mir diese Auszeit, die ich benötigte, um wieder Kraft zu sammeln. Zu diesem Zeitpunkt war ich etwa 35 Jahre in einem Verein tätig, in andern Bereichen etwa 30 Jahre und woanders nochmals etwa 10 Jahre. Im Rückblick musste ich dann traurigerweise feststellen, dass trotz jahrzehntelanger Zugehörigkeit mich nicht eine einzige Person aus meiner Umgebung während meiner Krankheitszeit besuchte. Weder aus den Vereinen, der Kirche noch aus der Gemeinde. Es ist aus meinem Dorf wirklich kein Einziger zu mir gekommen, hat mich besucht und mich gefragt, wie es mir geht. Sehr lange Zeit haderte ich damit. Einige, ganz wenige Freundinnen sind mir in dieser, schweren Zeit treu geblieben.

Im Sommer dieses Jahres (2016) wurde mir diese Situation wieder bewusst. Jedoch stellte ich fest, dass mein Groll hierüber verschwunden war. Mir wurde klar, dass ich meine Aktivitäten, sowohl damals als auch heute, nicht für irgendjemand anderen machte, sicherlich für die Gemeinschaft, aber nicht in Abhängigkeit einer Erwartung diesbezüglich. Ich habe diese Tätigkeiten mit entsprechendem Zeitaufwand gemacht, weil ich daran Gefallen hatte und es in Verbindung mit meinem Herzen machte. Dieser Gesichtspunkt veränderte meine Haltung gegenüber der Vergangenheit enorm. Ich fühlte mich nicht als Opfer, ausgenutzt, weil ich das für andere gemacht hatte, sondern die freie Entscheidung hatte diese Dienste zu tun oder zu lassen. Täglich viele Male ließ ich zu dieser Zeit die Affirmation

Die Vergangenheit ist vorbei, ich lasse alles in Liebe los.

in meinen Gedanken wirken. Nun spürte ich, dass ich das mittlerweile auch in meinem Herzen fühlen konnte. Ich empfand keinen Groll mehr, aus der Tiefe meines Herzens hatte ich hier vergeben. Es war vielmehr ein wunderbares Gefühl die Heilung zu spüren, an der ich lange Zeit arbeitete.

Immer wieder dankbar denke ich manches Mal zurück, was ich alles in den vergangenen 4 ½ Jahren lernen durfte. Mein komplettes Denken, Handeln und auch meine Worte haben sich nachhaltig seit dieser Zeit geändert. Anfangs noch ungläubig und sehr mühevoll, mit viel Achtsamkeit und Kraftanstrengung verbunden. Und heute? Heute hat sich das Positive in meinem Unterbewusstsein verankert. Und da ich nun sehr genau weiß, welche große Macht und Energie meine Gedanken haben, nutze ich diese Kraft natürlich auch mit aller Intensität.

Trotz aller bisher angegangenen Aufgaben spüre ich weiter Blockaden in der Tiefe meines Seins. Ich spüre, dass es mir noch immer sehr schwerfällt Berührungen an meinem Körper zuzulassen. Ich finde es erdrückend in den Arm genommen zu werden. Zu oft habe ich das Gefühl immer einen gewissen Sicherheitsabstand zu brauchen. Wie auch erwähnt fallen mir Berührungen an meiner Haut unheimlich schwer. Entweder zucke ich gleich zusammen oder bin überempfindlich. Am liebsten möchte ich, dass mich niemand anfasst. Diese Erkenntnis fand ich total erschreckend, als sie mir vollkommen bewusst wurde. Nun bin ich bald 50 Jahre alt, sehr viele Jahre verheiratet und erst jetzt erkenne ich diese Situation in vollem Umfang. Ich spüre, dass mein Mann für dieses Unwohlsein in mir nicht verantwortlich ist.

Aber woher kommt dieses Gefühl der Ablehnung mir und meinem Körper gegenüber?

Wieder einmal bat ich meine Freundin und Heilerin um Hilfe und Unterstützung meiner aktuellen Situation. Wir gingen zurück in meine Jugendzeit. Hier sind noch Blockaden vorhanden, die auf Auflösung warten. Mit etwa 16 Jahren hatte ich meinen ersten festen, längeren Freund. Auch meine erste sexuelle Erfahrung hatte ich mit ihm. Wenn ich daran zurückdenke, stelle ich mehr als erschreckend fest, wie hilflos, unwohl und ablehnend ich diese Erfahrungen empfand. Es gelang mir nicht Freude an der Sexualität und an der Zweisamkeit zu empfinden. Aber jetzt im Nachhinein frage ich mich noch immer, warum? Womit hing dies alles zusammen? Als mir damals eine Bekannte noch erzählte, dass dieser Freund weitere sexuelle Beziehungen neben mir hatte, zog ich mich noch mehr in mich zurück. Ich machte mich selbst dafür verantwortlich. Jahrzehntelang, bis heute, habe ich diese mir selbst aufgeladene Schuld mit mir herumgetragen. Ich habe zum damaligen Zeitpunkt mein Herz und die Liebe zu mir selbst total verschlossen. Ich hatte mich einfach nur benutzt gefühlt. Eine unter vielen, nur eine Nummer.

Ich empfand tiefe Traurigkeit und Mitgefühl meinem Herzen, meiner Seele und meinem Körper gegenüber. Hier steckte noch unwahrscheinlich viel Schmerz in mir, der auf Heilung wartete. Ich war sehr dankbar, dass diese bittere Erfahrung nun an die Oberfläche gelangte, denn ich wollte meinen Körper endgültig heilen und von all diesen vergangenen Lasten befreien. Auch hier bekam ich wieder Hilfestellungen von meiner Lehrerin, sie ist eine spirituelle Lebensberaterin und mittlerweile eine sehr gute Freundin geworden, um diese Situation zu heilen und in Liebe loszulassen. Täglich zog ich mich zurück, zündete eine Kerze an und fühlte, wie die heilenden Affirmationen, Glaubenssätze in mir und meinem Körper wirkten.

> **Ich lasse die Vergangenheit in Liebe los.**

Aus tiefstem Herzen wollte ich Heilung in allen Bereichen meines Seins erlangen und endlich frei und ohne alte Lasten mein Leben in Zukunft leben. Es erschreckte mich, dass ich mein Herz so verschlossen hatte, da brauchte ich mich nicht zu wundern, dass ich so oft noch die Schwere dort spürte. Liebevoll kümmerte ich mich nun um dieses, mein Herz. Ich machte viele, viele Meditationen, um es wieder mit Liebe und Wärme zu füllen. Auch zündete ich täglich in Gedanken eine Kerze in meinem Herzen an und konzentrierte mich auf dieses Leuchten tief in meinem Inneren. Dieses Licht ließ ich heller und heller werden, bis es meinen physischen Körper und darüber hinaus meine feinstofflichen Körper, mein ganzes Sein, durchdrang und Heilung vollbrachte. Diese Übung mache ich nach wie vor täglich.

Seit ich mich, mittlerweile schon über 4 Jahre, mit dem Thema Spiritualität befasse, habe ich nicht aufgehört mich weiter in dieses Thema einzuarbeiten. Nach wie vor gibt es viele Bücher, die ich lese, und versuche sie zu verstehen und weiter in meinem täglichen Leben umzusetzen. Ich weiß, dass meine Seele alle erdenklichen Erfahrungen sammeln möchte. Ob arm oder reich, krank oder gesund, schwarz oder weiß, Frau oder Mann, hetero- oder homosexuell, Täter oder Opfer. Sie hat schon viele, viele Leben in anderen Körpern hinter sich. Und in jeder weiteren Inkarnation möchte sie neue, noch nicht erlebte Erfahrungen und Aufgaben machen. Wir haben das nur vergessen, denken zu materiell und zu sehr aus dem Blickwinkel unseres physischen Körpers heraus.

Wir haben vergessen, dass wir eine Einheit bilden mit unserem Körper, unserem Geist und unserer Seele. Wenn wir uns zu sehr von der Aufgabe unserer Seele für dieses Leben entfernen, breiten sich Krankheiten in unserem Körper aus. Unsere Seele möchte uns auf diese Art und Weise daran erinnern, dass wir uns wieder an diese unsere Seelenaufgabe erinnern und uns unseren Aufgaben zuwenden. Da die meisten Menschen hierin aber keinen Zusammenhang sehen, können sie mit dieser Sichtweise herzlich wenig anfangen. Manche Menschen, die sich zu weit von ihrer Seelenaufgabe entfernt haben, werden wieder zurückgeholt, weil es absehbar ist, dass sie ihre Aufgaben in diesem Menschenleben hier auf Erden nicht schaffen und erfüllen werden. Aus für uns unerklärlichen Umständen, ohne jegliche vorherigen körperlichen Beschwerden sterben sie.

Unsere Aufgaben spiegeln sich in anderen Personen und Situationen wider. Sie zeigen uns, was in unserem Herzen noch nicht geheilt ist. Hier dürfen wir hinschauen, nach innen gehen und spüren, welche Emotionen in uns an die Oberfläche kommen. Oft sitzen diese Gefühle ganz tief in uns versteckt, dass wir sie überhaupt nicht wahrnehmen können, und doch sind sie da und hinterlassen ihre Wirkungen und Spuren. Unsere Gefühle anzunehmen ist wichtig, erst dann können wir sie in Liebe loslassen und damit Heilung erfahren. Zu oft wollen wir diese aber nicht haben, nicht an die Oberfläche lassen, weil sie mit sehr schmerzlichen Erfahrungen zusammenhängen. Aber unsere Gefühle sind sehr hartnäckig und kommen immer und immer wieder. Sie sind in unserem Unterbewusstsein gespeichert. Alle unsere Krankheiten hängen mit unterdrückten, nicht zugelassenen Gefühlen zusammen. Nehmen wir diese jedoch an, dann können sie endlich gehen und mit ihnen unsere Krankheiten.

Ganz wichtig im Zusammenhang mit Krankheiten ist auch, wie schon erwähnt, unser Denken. Mit jedem Gedanken, den wir denken, erschaffen wir unser Leben. Bis zu meinem Zusammenbruch hörte ich davon absolut nichts. Mir waren solche Zusammenhänge gänzlich neu. Ich war total überrascht, welche Auswirkungen diese Gedanken auf mich und mein bisheriges Leben hatten und noch täglich haben. Ich brauchte mich im Nachhinein nicht zu wundern, dass ich diesen Zusammenbruch erlitten hatte, denn meine Gedanken, vor allem auch mir gegenüber, waren sehr negativ. So erzeugte ich zum Teil selbst diese Situation mit. Wir alle haben tagtäglich die Wahl unser Leben unbewusst oder bewusst zu leben und damit zu erschaffen. Ich weiß aus eigener Erfahrung, dass es nicht immer leicht ist auf seinem Weg zu bleiben, aber ich habe bis heute nicht aufgegeben. Auch wenn mich ein Sturz einmal mehr zum Fallen bringt, stehe ich immer und immer wieder auf und gehe meinen Weg vorwärts. Ich gebe nicht auf.

Und wieder bin ich dabei ein Stück meines Körpers und meiner Seele zu heilen. Hat sich immer noch etwas in meinem Inneren nicht gelöst? Gibt es noch mehr Verborgenes in meinem Unterbewusstsein? Nach wie vor lasse ich die Verbindung mit meinem damaligen, ersten Freund in Liebe los. Ich bin sehr froh Altes, Unbewusstes und Belastendes aus meinem physischen und auch feinstofflichen Körper gehen zu lassen. Für mich fühlt es sich wie ein Reinigungsprozess an. Und je mehr Müll ich entsorge, desto leichter und leichter fühlen sich meine Körper und dadurch mein ganzes Leben an. Das ist mein allergrößtes Ziel in diesem meinem jetzigen Leben.

Anfangs dachte ich nun auch, es hätte sich wieder viel gelöst, aber es gibt immer noch einiges, das nach wie vor meinen Alltag belastet. Aus dem Nichts heraus wird mir manches Mal mein Herz so unwahrscheinlich schwer und übergroße Traurigkeit überkommt mich. In Gesprächen mit anderen Personen versagt mir plötzlich meine Stimme. Eine riesige Kleinheit breitet sich dann in mir aus. Mein Selbstwertgefühl sinkt einmal mehr auf den Nullpunkt. Kann ich das jemals heilen? Wie oft schon habe ich mich das gefragt. Aber bisher ist diese Situation nach wie vor da. Warum nur? Was steckt denn immer noch so tief in mir verborgen, dass mein Minderwertigkeitsgefühl so übermächtig ist?

Es gab für mich schon im Kindergarten Situationen, denen ich mich ganz und gar nicht gewachsen fühlte. Gab es für mich je Situationen, in denen ich mich stark und selbstbewusst fühlte? Wenn ich mein Leben so zurückdenke, mangelte es mir schon mein ganzes langes Leben an Selbstsicherheit. Wieder die Frage: warum nur? Aus meinen Seminaren habe ich gelernt, dass Dinge aus unserer Kindheit in uns bis heute wirken. Liegt hier etwas verborgen, das immer noch so tief in mir wirkt?

27.10.2016

Nach wie vor auf der Suche nach der Ursache meiner noch vorhandenen Beschwerden fragte ich einmal mehr bei meiner spirituellen Lehrerin und Freundin nach. Sie begleitet mich nun mittlerweile seit über 2 Jahren. Vieles, sehr vieles habe ich mit ihrer Hilfe in dieser Zeit aus der Tiefe meines Seins an die Oberfläche geholt und es durch viel Ausdauer Schritt für Schritt versucht zu heilen. „Kann man wirklich alles heilen?", fragte ich mich schon manches Mal. Vor kurzem erfüllte ich mir einen schon lange gehegten Wunsch und kaufte mir das Buch „Ein Kurs in Wundern". Ein Buch mit über 1000 Seiten, ein Lebenswerk. Dort steht unter anderem: „Durch Vergeben wird man frei." Kann man wirklich alles vergeben? Diese Gedanken kamen wieder und wieder in mir hoch.

Zurück zu meinem Termin bei meiner Freundin und Lehrerin, Begleiterin in vielen schweren Stunden. Wie so oft erzählte ich von meinen noch offenen Punkten:

- Mangelndes Selbstbewusstsein,
- Unruhe mit starkem Schwitzen,
- Herzklopfen,
- Verstummen der Sprache,
- mangelnde Leichtigkeit und Selbstliebe in meinem Leben.

Sie schaute mir tief in die Augen und meinte, dass ich noch etwas ganz Massives aus meiner Kindheit verdrängt hätte, das mit all diesen Beschwerden zusammenhing. Ich hatte es so tief in meinem Innersten vergraben und wollte diesen tiefen Schmerz nicht an die Oberfläche lassen. Sachte und einfühlsam gingen wir gemeinsam wieder einmal in meine Kindheit zurück.

Da überkam mich eine übergroße Schwere. Tränen flossen bächeweise aus meinem Körper heraus. Allertiefste Traurigkeit, Wut, Ekel, Hilflosigkeit, Gelähmtheit, Demütigung brachen aus mir heraus. Ich war zum Ursprung all meiner Seelenqualen vorgedrungen. Als kleines Kind wurde ich sexuell missbraucht und geschlagen. Ich fühlte diesen grausamen Schmerz in mir, der bis heute mein Leben massiv beeinträchtigt. Vieles aus meinem Leben stand in Zusammenhang mit dieser erfahrenen Peinigung und Demütigung in meiner frühesten Kindheit. Mein Herz war in dieser Zeit zu einem Eisklumpen geworden. Hilflosigkeit und immer und immer wieder tiefste Traurigkeit quälen mich bis heute. Ich fühlte mich wie gelähmt, fassungslos, beschmutzt, ekelhaft, zum Kotzen. Welch tiefer Kummer doch seit Jahrzehnten in mir steckte. Meine Gedanken überschlugen sich.

Am nächsten Tag war ich nicht in der Lage zur Arbeit zu gehen. Ich ließ mich für 1 Woche krankschreiben. Obwohl ich sehr gerne zur Arbeit gehe, war es mir in diesen Tagen nicht möglich. Mein Körper fühlte sich wie ein Häufchen Elend an. Ich lag bis Mittag im Bett. Alle Kraft war aus meinem Körper verschwunden. Ich fing an meine Gedanken, soweit es mir möglich war, zu sortieren. Mein bisher Erlerntes mit einzubeziehen. Ich weiß, dass meine Seele sich den Ort, die Personen und Familie ausgesucht hat, bei denen sie ihre Aufgaben, die sie sich für dieses Leben vorgenommen hat, lernen kann. Gelingt es mir wirklich diese Sichtweise anzuerkennen? Im Moment habe ich keine Ahnung. Auf der Seelenebene haben meine „Täter" und ich vereinbart, dass sie mich in meiner Seelenaufgabe unterstützen. Theoretisch mag das ja der Fall sein, aber körperlich spüre ich trotzdem diese Höllenqualen der Vergangenheit in mir. Spüre es ganz enorm in vielen Bereichen meines Lebens. Liebe deinen Nächsten wie dich selbst, schrieb ich in meinem 1. Buch. Nun weiß ich, warum mir das so schwerfällt. Hier sitzt die Ursache, warum ich nach wie vor enorme Schwierigkeiten habe, mich selbst zu lieben, zu achten und wertzuschätzen.

Immer wieder neue Zusammenhänge in Bezug auf dieses Erlebnis in meiner Kindheit kommen in mir nach oben. Ich habe das Gefühl mich innerlich für diesen Missbrauch zu verurteilen. Ich schäme mich für mich selbst, dass ich das ertragen musste. Kann ich mich hiervon wirklich lösen und befreien? Ich weiß es im Moment wirklich nicht, wie sich das auf meine weitere Zukunft auswirken wird.

Ich vergebe meinen Peinigern,

wird zu meinem täglichen Mantra. Mit dem ersten Gedanken am Morgen und dem letzten Gedanken am Abend begleitet mich diese Affirmation

Ich vergebe meinen Peinigern.

NOVEMBER

Ich erinnere mich an ein Buch von der kleinen Seele, das ich etwa vor 4 Jahren gelesen hatte. Diese kleine Seele war im Himmel mit vielen weiteren Seelen, jede lichtdurchflutet und voll reinster Liebe. Diese kleine Seele aber wollte von Gott eine besondere Aufgabe für ihr nächstes Erdenleben bekommen. Sie hat sich die Aufgabe des Vergebens gestellt. Anfangs wollte sich keine der anderen Seelen bereiterklären diese kleine Seele bei ihrer Erdenaufgabe zu unterstützen. Schließlich trat doch unter den vielen goldenen, lichtdurchfluteten Seelen eine hervor, die sprach: „Ich werde mit dir zur Erde gehen, um dir bei deiner Aufgabe zu helfen, aber vergiss es nicht, niemals, dass wir uns auf Seelenebene vollkommen lieben und nur aus Liebe zu dir werde ich mit dir zur Erde gehen, um dir zu helfen, diese deine ausgewählte Aufgabe zu erfüllen."

Aber solch eine Aufgabe am eigenen Körper zu erfahren empfinde ich trotzdem erschreckend. Immer wieder steigt tiefste Traurigkeit in mir nach oben. Mein Körper fühlt sich wie gelähmt. Wird es mir jemals gelingen diese Verletzungen in meinem Innersten zu heilen. Kann ich mir je wieder wirklich ganz befreit in die Augen schauen. Hier wird mir bewusst, dass ich immer einen Bogen um Spiegel gemacht habe. Es fällt mir bis heute schwer mich im Spiegel zu betrachten. Mich anzunehmen wie ich bin, geschweige denn so zu lieben, wie ich bin, von ganzem Herzen. Wieder steigt enorme Traurigkeit in mir nach oben, weil ich diese große Abneigung gegen meinen Körper spüre.

Tränen, viele, viele Tränen kommen nach oben. Wie viele Tränen kann ein Mensch weinen? Das fragte ich mich schon sehr oft, wenn sich tiefer Kummer über mir ausbreitete. Kann ich diesen Schmerz jemals heilen, oder bleibe ich im Tal des Leidens hängen? Ich wusste es zu diesem Zeitpunkt nicht. Aber ich wusste nun zu gut, wovon meine enorme Minderwertigkeit herkam. Ich fühlte mich nicht wert genug, als gleichwertiger Mensch auf dieser Welt zu sein. Wieder steigen bei dieser Erkenntnis tiefste Traurigkeit und Kummer in mir nach oben. Ich erschrecke, wenn ich diese Zeilen noch einmal durchlese, welche Verzweiflung in meinem Innersten jahrzehntelang steckte. Niemals hätte ich mir vorstellen können, mit solchen Aufgaben für dieses, mein jetziges Leben konfrontiert zu werden.

Es kamen noch letzte Sonnenstrahlen hervor. Ich ging in diesen Tagen hinaus in die Natur. Hier fühlte ich mich am wohlsten. Mein Herz beruhigte sich etwas. Die Sonnenstrahlen drangen in meine Seele, der Wind trocknete meine Tränen. Es fühlte sich, soweit es ging, etwas besser an. Welch wunderbare Natur und Landschaft doch um uns herum sind. Wir vergessen mit unseren Sorgen diese wunderbare Schöpfung Gottes.

Ganz oft fühlte ich mich in diesen ersten Tagen wie gelähmt. Totale Hilflosigkeit und Schwere überkamen mich. Eine große, zu große Schwere und Last lagen über mir. Als ob ich riesige Eisenkugeln an meinen Beinen trug.

Seit ich von meinem Missbrauch weiß, höre ich täglich mindestens 1-mal die Meditation von Louise Hay „Heilende Gedanken für Körper, Geist und Seele". Auch ein Buch von ihr fing ich noch einmal an zu lesen. Da es keine Zufälle gibt, fand dieses Buch von ihr bereits vor etwa 4 Jahren den Weg zu mir. Es gab mir damals schon Kraft und unterstützte mich auf dem Weg meiner Heilung. Auch Louise Hay wurde als Kind geschlagen und missbraucht. Genau aus diesem Grund fand dieses Buch den Weg zu mir. Nun war es an der Zeit dieses Buch wieder zur Hand zu nehmen. Es strahlt bis heute für mich Liebe und Frieden aus. Das konnte ich im Moment wirklich gebrauchen.

Ich war bereit mich ganz intensiv um die Heilung meiner Gefühle und diejenigen meines inneren Kindes zu kümmern. Ich bat Gott und seine himmlischen Helfer um ihre Unterstützung hierbei.

Ich vergebe meinen Peinigern,

ist nach wie vor mein erster Gedanke am Morgen und mein letzter am Abend.

Zusätzlich zur Meditation von Louise Hay hörte ich auch oft eine CD vom Dalai Lama. Diese Musik, seine Stimme wirken immer sehr beruhigend auf mich. Und das konnte ich im Moment mehr als nötig gebrauchen. Es war eine Art Mantragesang. Diese beiden CDs begleiten mich nun schon eine geraume Zeit täglich auf meinem Weg der Heilung.

Ich nehme mein inneres Kind ganz zärtlich und liebevoll in meine Arme. Spüre noch seine Verkrampftheit und die Starre in ihm. Es ist jetzt frei, darf sich in meinen Armen ausruhen, Tränen des Kummers weinen, geschützt in meinen Armen. Und wenn ich das Gefühl habe, nicht genügend Kraft für mein inneres Kind aufzubringen, spüre ich, wie die geliebte und wunderschöne Mutter Maria in ihrem blauen Kleid der Heilung mich ganz liebevoll in ihre Arme schließt. Auch sie ist eine Frau und musste viel, sehr viel Leid und Schmerz erfahren. In ihren Armen finden ich und mein kleines Kind in mir Trost und Hoffnung. Sanft und voller inniger Liebe wischt sie unsere Tränen aus unserem Gesicht. Sie hüllt uns ein mit ihren Engelsflügeln. Sie wiegt uns beide sachte hin und her, singt ganz leise vertraute Lieder aus unserer Kindheit. Wärme und Frieden breiten sich über uns aus. Es ist ein wundervolles Gefühl diese Fürsorge zu spüren. Mutter Maria bleibt so lange bei uns, wie wir es brauchen. Dankbar verabschiede ich sie nach dieser Zeit wieder.

Die Erinnerung an das Seminar in Griechenland auf der Insel Lesbos kommt in mir nach oben. Dort erlebte ich die bisher unglaublichste und intensivste Meditation, die ich je gemacht hatte. In dieser Meditation kam ich in die Zeit zurück, als meine Mutter mit mir schwanger war. Ich hatte das Gefühl, dass meine Seele und mein Körper einen Kampf um Leben und Tod führten. Mein ganzer Körper fühlte sich taub an. Jegliches Gefühl war aus ihm gewichen. Ich war in einer Art Trance-Zustand. Dieser Zustand dauerte etwa 30 Minuten an. Eine Therapeutin führte mich aus der Gruppe nach draußen, damit ich dieses Erlebnis vollständig durchleben konnte. Fix und fertig, vollkommen erschöpft fühlte sich mein Körper danach an.

Nun konnte ich den Todeskampf meines Körpers mit meiner Seele auch verstehen. Er wollte sich den schweren Aufgaben dieser Inkarnation nicht stellen, hatte sich mit aller Macht und Kraft dagegen gewehrt, als Mensch auf diese Erde zu kommen. Er fühlte sich diesen Aufgaben nicht gewachsen. Aber trotz allem bin ich in diese Welt als Mensch hineingeboren. Meine Seele hat gewonnen, und nun?

Nun ist es Zeit meinen gepeinigten Körper zu lieben und ihm zu helfen, zu vergeben und die Vergangenheit in Liebe loszulassen. Ich weiß, dass ich mittlerweile schon viele, auch oft schwere Aufgaben in Liebe gelöst habe. Und mit Gottes unaussprechlicher Liebe werde ich es auch schaffen diese große und schwere Aufgabe gehen zu lassen.

In der vergangenen Woche hatte ich ein großes Bedürfnis alles Alte zu entrümpeln. Ich fing im Bad an. Alles kam aus den Fächern. Diese reinigte ich mit Lavendelwasser. Und nur was ich wirklich noch benötigte, kam wieder an seinen Platz zurück. Hier will ich erwähnen, dass ich vor mittlerweile über 10 Jahren das Buch von Werner Tiki Küstenmacher gelesen hatte. „Simplify your life – Vereinfache dein Leben." Seit dieser Zeit räumte ich immer in einer gewissen Regelmäßigkeit Altes aus. Aber nun war mein Bedürfnis extrem groß, Altes sowie alte Energieformen aus unserer häuslichen Umgebung zu entlassen.

Alte Bücher kamen aus den Regalen, meinen Kleiderschrank entrümpelte ich radikal. Auch alle anderen Schränke im Haus wurden durchforstet. Kataloge stapelweise in die Papiertonne verfrachtet. Hier kommt ja immer Nachschub. Selbst im Keller machte ich nicht halt. Auch hier durfte vieles gehen. Kaputtes brachte ich in den Recyclinghof, Brauchbares in das Diakoniekaufhaus. Alles, wirklich alles Alte und die dazugehörigen Energieformen wollte ich gehen lassen. Ich selbst trank in dieser Zeit sehr viel Leitungswasser, wollte damit negative Energien aus meinem Körper richtig ausschwemmen.

Ich dachte an mein erstes Seminar im April 2012 im Allgäu zurück. Hier hörte ich das erste Mal etwas von einem Zusammenhang von unserer Seele und körperlichen Beschwerden. Ich hörte von meinem inneren Kind, Verbindungen zu Mutter und Vater meiner Kindheit, meiner männlichen und weiblichen Seite. Das erste Mal in meinem Leben durfte ich Meditationen und Zusammenhänge, wie ich Unterbewusstes aus meinem Körper entlassen konnte, erfahren. In einer dieser Meditationen spürten wir sowohl in unsere männliche als auch in unsere weibliche Seite hinein. Damals war ich sehr überrascht, weil bei mir so gut wie nichts vorhanden war. Die weibliche Seite fühlte sich als verkrüppeltes Etwas an, total verklumpt, in der Größe eines Balles. Die männliche Seite war noch weniger ausgeprägt. Eiseskälte kam mir hier entgegen, das ließ mich damals sehr erschrecken.

Zu diesem Zeitpunkt hatte ich jedoch noch keine Ahnung von tiefer sitzenden Verbindungen. Heute weiß ich nun, dass ich meine weibliche Seite nie gelebt habe und alles Männliche rigoros ablehnte. Nun verstehe ich auch den Zusammenhang aus dem damaligen Seminar bezüglich meiner rechten, männlichen Seite. Jeder von uns bekam damals einen Spiegel, in diesem sollten wir uns etwa 5 Minuten betrachten. Noch heute kommen mir die Tränen, wenn ich daran zurückdenke. Mich vollkommen wahrzunehmen, mit aller Intensität. Beim Schreiben dieser Zeilen wird mir erst richtig bewusst, dass ich mich selbst, mein ganzes bisheriges Leben lang schon in meinem Unterbewusstsein ablehnte. Ist es mir möglich diese jahrzehntelange Ablehnung zu heilen?

Zurück zu diesem Spiegelbild. Wir nahmen nun den Spiegel und führten diesen Richtung unserer Nase zur Mitte unseres Gesichtes. Somit spiegelte sich das eine Mal unsere weibliche Seite, das andere Mal unsere männliche Seite. Wenn ich an das Spiegelbild der rechten, männlichen Seite denke, erschrecke ich noch heute über dieses Bild und erkenne nun erst, was in mir noch alles nicht geheilt ist. Diese meine rechte Gesichtshälfte wirkte wie gelähmt. Entsetzt nahm ich damals dieses Bild wahr. Hier zeigt sich die totale Ablehnung alles Männlichen und die entsetzliche Gelähmtheit. Beides steckt noch bis heute tief verletzt in meinem Körper.

Seit ich anfing mich tiefer mit den Zusammenhängen zwischen Körper, Geist und Seele zu befassen, fragte ich mich schon oft, warum meine rechte Seite so enorm aus dem Gleichgewicht geraten war. Als Kind schon war mein Brustkorb auf der rechten Seite richtig eingefallen und ich musste deswegen zur Krankengymnastik gehen. Die Ärzte meinten zu dieser Zeit, ich hätte meine Schultasche zu einseitig getragen. Mein starr wirkendes Auge samt Augenbrauen auf dieser Seite, geschweige denn meine tiefen Furchen um den Mundwinkel auf der rechten, männlichen Seite. Meine Haare sind auf dieser Seite nur etwa halb so viele wie auf der anderen Seite. Grundsätzlich habe ich sehr feine und dünne Haare, wenn nun noch viel weniger auf meiner rechten Seite sind, kommt, kurz gesagt, ein jämmerliches Ergebnis heraus. Unter vielen, vielen Tränen kann ich nicht in Worte fassen, wie oft und sehr ich hierunter gelitten habe und das bis heute noch tue. Gibt es jemals eine Hoffnung auf Heilung, nachdem ich diese Zusammenhänge nun kenne?

Ich weiß es nicht, ich weiß nur, dass ich alles Männliche mit ganzer mir verbliebener Kraft und Macht aus meinem Inneren heraus abgelehnt hatte. Das sind nun meine körperlichen Symptome daraus. Und nun? Ich weiß es nicht.

> *Ich vergebe meinen Peinigern.*

Es erschreckt mich, dass diese Erfahrung aus meiner Kindheit noch heute so gravierend in meinem Körper wirkt.

Meine Augen sind gerötet, geschwollen von vielen geweinten Tränen. An den Rändern entzündet. Ich habe das Gefühl, diese verquollenen Augen schauen mich direkt aus der Kindheit an. Hilfesuchend und verstört, traurig und verängstigt.

> *Ich vergebe meinen Peinigern – Vater unser im Himmel ...*

Ich will mir alle Zeit der Welt nehmen mich liebevoll und achtsam um diesen meinen mir gottgegebenen Körper zu kümmern. Lange genug hat er gelitten. Nun ist es Zeit für einen Neuanfang. Ich habe gelernt meine Gedanken zu formen, aber hier merke ich, dass ich gewaltig an meine Grenzen stoße. Aber es ist auch wichtig meine erlebten Gefühle an die Oberfläche zu lassen, damit sie Heilung erfahren dürfen. Aber möchte ich das wirklich, all diese Situationen noch einmal zu durchleben? Gibt es auch einen anderen Weg, eine andere Möglichkeit?

> *Ich vergebe meinen Peinigern.*

Täglich mehrmals bitte ich Gott um seine Hilfe in dieser für mich sehr schwere Zeit. Immer wieder überkam mich eine ekelhafte Übelkeit. Diese kam aus meiner Kindheit nach oben. Ich spürte sie schon sehr oft in meinem vergangenen Leben. Bei unangenehmen Situationen oder wenn ich zu viel gegessen hatte, plötzlich kam alles wieder nach oben. Viele unangenehme Situationen schlugen mir in der Vergangenheit auf den Magen und ich musste mich immer wieder übergeben.

Dieses Gefühl darf nun gehen, es war wirklich lange genug in meinem Körper festgesteckt. Ich legte meinem kleinen Kind in mir meine liebenden Hände auf seinen Bauch, spülte seinen Mund aus und steckte es in eine Badewanne mit reinigendem, wohltuendem Badebalsam. Frischgewaschen kuschelten wir uns eng umschlungen aneinander. Ich spürte, dass auch ich in meinem jetzigen Körper ein reinigendes Bad benötigte, um diese Energie aus meinem Körper zu entlassen. Niemals mehr wollte ich mein inneres Kind nun alleinlassen.

Wie oft in meinem vergangenen Leben hatte ich das Gefühl nicht richtig zu sein. Die Freude und Ungezwungenheit, die andere Menschen ausstrahlten, waren mir fremd. Zu oft spürte ich einfach anders zu sein. Und in Unmengen von Situationen, ob im Kindergarten, in der Schule, in meinem täglichen Umfeld, auf der Arbeit, immer und immer wieder empfand ich genau dieses Gefühl.

In einem wunderbaren Buch über das Vergeben von Colin C. Tipping fand ich Zusammenhänge hierzu. Unser Körper hat einen Schutzmechanismus für Zeiten, in denen ganz enorme Gefühle wie z. B. extreme Angst, Zorn, Missbrauch … so übermächtig werden, dass sie unser Bewusstsein vollständig ausblendet. Dieser Schutz ist so extrem wirksam, dass eine Erinnerung vollständig über einen gewissen Zeitraum aus unserem Gedächtnis gelöscht werden kann. Dies kann von Tagen, über Wochen, Jahre, in besonderen Fällen ein ganzes Leben lang anhalten.

Hier spürte ich eine Wahrheit, die für mich zutraf. Diese angstvollen Erinnerungen hatte ich komplett aus meinem Bewusstsein gelöscht. Zu schmerzvoll waren diese Gefühle für meinen Körper. Unglaublich, dass es solche Reaktionen des Körpers gibt. Trotz allem steckten diese Gefühle, Empfindungen noch in mir und hinterließen ihre schmerzhaften Spuren. Ich wollte sie alle an die Oberfläche holen, um endlich Heilung zu erlangen, viel zu lange schon litt mein Körper darunter.

In den vergangenen Tagen litt ich unter enormen Kopfschmerzen. Deshalb zog ich mich in mein Zimmer zurück und fühlte in diesen Schmerz hinein. Ich hatte das Gefühl die Schläge meiner Kindheit noch einmal zu spüren. Immer und immer wieder pochte es in meinem Kopf, fast zum Zerspringen. Auch hier ging ich wieder zu meinem Kind in der Vergangenheit, nahm es schützend in meine Arme, tröstete es und schenkte ihm die Liebe, die es nie erhielt und doch so nötig brauchte.

Wie oft fragte ich mich, warum meine Haut so unrein war. Darunter litt ich mehr, als ich in Worten ausdrücken kann. Ich ließ nichts unversucht, um hier Besserung zu erfahren, aber alles war nur von kurzer Dauer. Zu viel kratzte ich auch an meiner Haut herum. Nun erkannte ich Zusammenhänge. Ich wollte diesen Ekel aus meiner Kindheit aus mir heraushaben, deshalb kratzte ich meine Pickel auf, deshalb konnte meine Haut nicht heilen. Ich freue mich nun sehr, wenn sich auch das verändern kann.

In dem Vergeben-Buch las ich unter anderem über das Scham-Gefühl. Wenn wir als Kinder öfter dieses Gefühl empfinden, kann es in unserem Unterbewusstsein bewirken, dass wir uns als falsch, nicht richtig fühlen. Auch das bleibt in unserem Körper gespeichert und führt zu enormen Energieblockaden. Wenn diese unterdrückten Scham-Gefühle nicht erkannt und aufgelöst werden, kann es zu gravierenden seelischen und körperlichen Beschwerden kommen. Selbst in der heutigen Medizin werden mittlerweile unterdrückte Gefühle mit als Hauptursache von Krebs erkannt.

Als Kind machte ich sehr oft und auch über einen verhältnismäßig langen Zeitraum nachts ins Bett. Ich hatte das Gefühl „Nichtrichtig-zu-sein"! Außerdem hatte ich Angst nachts aufzustehen. Erst jetzt beim Aufschreiben meiner Gedanken, dachte ich was erschreckenderweise alles in meinem Körper unterbewusst verborgen war.

Aber nun war es an der Zeit alles, alles an die Oberfläche zu holen, es heilen zu lassen. Auch wenn diese Erlebnisse sehr schmerzhaft und schrecklich waren, tiefe Spuren in meinem Körper und meinem Unterbewusstsein hinterlassen haben, bin ich nun froh und dankbar, an diesen Aufgaben weiter zu wachsen. Die Spuren vollkommen heilen zu lassen. Um endlich frei von meiner Vergangenheit zu sein, damit ich mich vollständig um mich, meine Seele und meinen Geist kümmern kann. Alles in mir wahrnehmen kann, alle meine bisher verborgenen Talente in mir entdecken kann. Immer und immer wieder suche ich den Kontakt zu meinem inneren Kind. Frage es, woran es Freude hat, welche Schwere noch auf seinem kleinen Herzen liegt. Was ich zu seiner Heilung beitragen kann. Niemals mehr werde ich dieses kleine, verängstigte Kind in mir alleinlassen. Alle Aufgaben will ich mit ihm annehmen, um sie in Liebe zu heilen, um sie endlich und endgültig gehen zu lassen.

Ich verbrachte viele Stunden der Stille nur mit meinem Kind in mir, um zuzuhören, zu fühlen, Zusammenhänge verstehen zu lernen. Mein Herz immer mehr für mich zu öffnen. Nun spürte ich auch, warum es mir bisher so schwerfiel mich selber voll und ganz anzunehmen und lieben zu können. Aber auch das konnte nun Schritt für Schritt heilen. Mein Körper ist ein Geschenk an mich, darinnen zu wohnen suchte sich meine Seele aus. Gott, unser wunderbarer Vater, möchte darinnen wohnen. Dieser Körper soll unser Tempel sein, den wir aus vollsten Zügen leben und lieben dürfen. Nun erkenne ich, warum mir das bisher so unwahrscheinlich schwerfiel. Aber auch das kann und darf ich nun verändern.

Und das wollte ich mit hundertprozentiger Sicherheit. Mich in meinem Körper rundherum wohl fühlen, ihn von ganzem Herzen zu lieben, zu achten und wertzuschätzen.

Ich hatte in dieser Zeit das Gefühl mir einen großen Standspiegel in mein Arbeitszimmer zu stellen. Mich vollständig in jeglicher Situation darinnen zu betrachten. Mich meiner Aufgabe voll und ganz zu stellen und nicht wie in der Vergangenheit jedem Spiegel aus dem Weg zu gehen. Warum war das so? Konnte ich mir nicht in die Augen schauen? Mein Innerstes hatte sich verschlossen, fühlte sich schuldig, mitverantwortlich für diese Taten. Oh mein geliebtes inneres Kind, wie lange hast du nur gelitten? Es gibt kein Schuldig, du darfst lernen dich so anzunehmen, wie du bist, als ein geliebtes Kind Gottes. Darfst lernen dir wieder voll und ganz in die Augen zu schauen. Die unaussprechliche Liebe darin zu erkennen, die du in deinem Herzen trägst.

Es tut mir so gut die Worte fließen zu lassen, meinem Innersten dadurch die Gelegenheit zu geben an die Oberfläche zu gelangen. In diesen Worten eine Hilfestellung für meine aktuelle Situation zu erhalten.

In der Zeit bis Weihnachten kamen sehr viele, bis dahin unterdrücken Gefühle in aller Intensität noch einmal an die Oberfläche. Sei es tiefste Traurigkeit, verbunden mit vielen Tränen. Große Ängste mit enormem Herzklopfen. Manches Mal dachte ich, mein Herz würde aus meinem Körper springen. Diese Enge in meiner Brust, die mir jeden Atemzug beschwerlich machte. Viele Tage spürte ich diese Beschwerden, mal stärker, mal schwächer, aber sie wollten angenommen und gespürt werden. Auch diese unaussprechliche Gelähmtheit kam in ihrer vollsten Kraft an die Oberfläche. Das beeinflusste meinen Alltag wirklich sehr. Ich spürte immer wieder eine eisige Kälte in mir. Unfähig zu denken, zu fühlen, zu sprechen, zu handeln. Diese Gelähmtheit in seiner ganzen Macht. Mein Körper, mein Verstand wehrten sich diese Aufgaben anzunehmen, kämpften dagegen an, wollten es nicht akzeptieren. Wieder flossen viele, viele Tränen aus meinem Körper.

Ich vergebe meinen Peinigern.

In meiner Küche hatte ich ein paar Dinge liegen, die in den Keller gehören. In dieser Zeit war es mir nicht möglich diese Sachen einfach zu nehmen und an die andere Stelle zu bringen. Auch war meine Stimme nicht in der Lage das meiner Familie weiterzugeben, damit von ihnen jemand diese Aufgabe übernahm. Mein Verstand nahm dies natürlich wahr, aber alles andere war in einer Art Trance-Zustand. Diese unwahrscheinliche Hilflosigkeit raubte mir selbst die allerletzte Energie. Auch wenn ich in dieser Zeit der großen Traurigkeit keinen Lichtblick erkennen konnte, betete ich doch immer und immer wieder das vertraute „Vaterunser". Diese November- und Dezembertage waren bisher mit die schwersten seit meinem Zusammenbruch. Ich wollte und konnte das einfach nicht mehr ertragen, hatte aber auch keine Kraft in dieser Zeit etwas daran zu verändern. Ich hatte das Gefühl diese Leere, diese Starre würden niemals aufhören. Diese enorme Minderwertigkeit, nichts wert zu sein, breitete sich zusätzlich mit aller Macht über mir aus.

Da ich im Moment, wie bereits geschrieben, wenig Kraft und Energie hatte, um mich zu irgendetwas aufzuraffen, hörte ich mir das eine oder andere Video auf YouTube an. Hier habe ich einige Kanäle gefunden, auf denen es für mich wunderbare Heilgesänge bzw. Meditationen gibt. Aber auch Weisheiten, an denen ich weiter lernen kann und darf, finde ich hier. So hörte ich von einer allgemeinen dunklen kosmischen Zeit, die in diesem November und Dezember herrschte. Das spürte mein Körper noch zusätzlich zu meinen sonstigen Aufgaben, da brauchte ich mich wohl nicht zu wundern, dass ich mich so niedergeschlagen fühlte.

Es gab und gibt immer noch viele Bücher, die meinen Weg begleiten. Bei manchen habe ich das Gefühl sie mehrmals lesen zu wollen. Und tatsächlich nehme ich dann ganz andere Worte und Stellen wahr, die mir vorher nicht auffielen. Ich dachte, dass ich nun schon sehr viele Gefühle durchlebt und dadurch aufgelöst hatte. Nun stieß ich in einem Buch allerdings über das Wut-Gefühl. Es ich wichtig diese aufgestaute Wut noch einmal voll und ganz zu spüren. Ich kann sie nur durch Aktivität oder bewusstes Atmen aus meinem Körper entlassen. Z. B. kann ich mir meine Wut in der freien Natur aus der Kehle schreien, im Haus, oder, damit die Nachbarn nicht aufgeschreckt werden, in ein Kissen schreien. In dieses kann ich auch körperlich meine Wut hineinboxen. Hier spürte ich erst, wie viel Wut sich noch in meinem Körper befindet. Ich fing an diese meine aufgestaute Wut, jede einzelne aus meinem Körper herauszubekommen. Schrie mir die Kehle aus dem Leib, immer und immer wieder, bis diese Wut weniger und weniger wurde, bis sie irgendwann ganz verschwunden war. Und falls sich noch einmal eine Wut melden würde, gab ich ihr keine Chance sich in meinem Körper festzusetzen.

Am 29. 12. 16 strahlte um die Mittagszeit die Sonne mit ihrer ganzen Kraft. Ich hatte das Gefühl, dass sie alle Dunkelheit vertreiben wollte, alles Negative mit ihren wärmenden Strahlen der Liebe verwandeln wollte. Auch spüre ich langsam wieder Kraft, Energie und Liebe in mir nach oben kommen. Dass ich die Liebe wieder in meinem Herzen spüren kann, darüber freue ich mich wirklich sehr. Es fühlt sich so wundervoll an, wenn das Herz wieder warm und weich wird.

Einige Tage, nachdem ich von meinem Missbrauch in der Kindheit erfahren hatte, bekam ich ein Jucken in den Innenflächen meiner Hände. Anfangs gab ich nicht viel darauf. Da dieses Jucken aber nicht besser wurde, bemerkte ich erst die entsprechenden Stellen an meinen Händen. Ich erschauderte und eine Gänsehaut durchfuhr meinen kompletten Körper. Auf meine Frage bestätigte mir meine Lehrerin meine Gedanken hierzu. Diese roten, juckenden Stellen waren leicht oval, etwa 1 cm im Durchmesser und waren genau an der Stelle, an der bei Jesus seine Hände ans Kreuz geschlagen wurden. Jesu Kreuzesmale waren an meinen Händen. Mittlerweile hatte ich ja schon einiges erlebt, aber das ließ mich demütig und ehrfürchtig werden. Ich hatte das Gefühl, Jesus wollte mir damit zeigen, dass er voll und ganz an meiner Seite war. Ich konnte ihn zwar nicht sehen, darum gab er mir diese Zeichen an meine Hände. Dieses Empfinden, diese unaussprechliche Liebe, die ich fühlen durfte, kann ich nicht in Worten ausdrücken. Diese Zeichen der Nähe und Liebe Jesus zu mir gaben mir die Kraft jeden einzelnen Tag dieser vergangenen 2 Monate durchzustehen.

Jahr 2017

Januar

Ich vergebe meinen Peinigern.

Noch immer spreche ich diesen Gedanken täglich aus. Ich sitze da und fühle in mich hinein. Begebe mich auf die Reise zu meinem inneren Kind, wie schon so oft in den vergangenen Wochen. Was macht es gerade, wo steckt es, ist es traurig oder lacht es, hat es Angst oder ist es voller Vertrauen und Zuversicht? Als ich es gefunden habe, zeigt es mir ganz stolz bestimmte selbstgemachte Dinge, ich lobe es ganz fest dafür. Ein Strahlen in seinem Gesicht macht sich breit, wie ich es bisher noch nie entdeckt habe. Mein Herz schäumt über vor Liebe, Freude und Dankbarkeit. Ich freue mich darauf täglich mehr von meinem kleinen Kind in mir entdecken zu dürfen. Es hat sich so oft versteckt, um nicht gefunden zu werden, um keinen Schmerz erleiden zu müssen. Ganz vertrauensvoll nehme ich mein inneres Kind nun an die Hand und es führte mich überall hin, zeigte mir alle seine Verstecke, in denen es ängstlich und manches Mal sehr lange ausgeharrt hatte. Führte mich in verschiedene Zeitalter zurück. Dankbar war ich hierfür, dass sich mir viele Situationen meiner Vergangenheit öffneten, in die ich noch einmal hineinfühlen und damit vollständig loslassen konnte.

Dieses schöne, kleine Kind fing wieder an Vertrauen zu entwickeln, das freute mich unsagbar. Ich harrte geduldig mit ihm in seinen Verstecken aus. Wir erzählten uns Geschichten und hielten uns oft nur ganz eng umschlungen aneinander fest. Es tat mir so gut sein Wachsen und Gedeihen zu sehen, nicht nur in der Größe und körperlichen Entwicklung, sondern vielmehr auch Heilung in seinem so verletzten Herzen zu spüren.

Das erfüllte mein ganzes Herz mit Liebe. Es gibt immer noch Situationen, in denen dieses kleine verletzliche Kind verzweifelt, hoffnungslos und angsterfüllt ist, hier nehme ich es wie schon so oft liebevoll in meine Arme und halte es ganz fest, bis es sich wieder beruhigt hat. Es spürt, dass es nun nicht mehr, nie wieder, alleine ist und sein wird. Darüber freuen wir uns beide. Es ist schön mitzuerleben, dass Heilung in meinem inneren Kind und dadurch bei uns beiden stattfindet.

Während ich diese Zeilen niederschreibe, fühle ich sehr oft ein Kribbeln in meiner rechten Körperhälfte, hier nehme ich ganz deutlich auch die Heilung auf meiner körperlichen Ebene wahr. Darüber bin ich sehr dankbar. Die Situationen, in denen mein kleines Kind in mir, traurig, verletzt und hilflos ist, werden weniger und weniger. An diese Stellen treten immer mehr Freude und Zuversicht, Lachen und Frieden. Das erfüllt mein Herz mit Freude. Und auch ich freue mich darauf in meinem jetzigen Leben und meinem Körper diese Heilung meines inneren Kindes erfahren und spüren zu dürfen.

Hier möchte ich noch meine Gedanken niederschreiben, die ich bisher in Bezug auf die spirituelle Sichtweise dieser Situation gelernt habe.

Wir sind ein geistiges Wesen, das emotionale Erfahrungen sammeln möchte. Da wir im geistigen Bereich jedoch diese Möglichkeit nicht haben, inkarnieren wir uns in einen menschlichen Körper hier auf diese Erde, um unsere bisherigen Erfahrungen zu erweitern und zu vergrößern. Unsere Seele währt ewig weiter und nimmt beim Verlassen unseres menschlichen Körpers diese gesammelten Erfahrungen mit. Es entspricht nicht der Wahrheit, dass wir ein menschliches Wesen sind, das sich mit der Spiritualität befasst oder eben auch nicht. Wenn ich diese Sichtweise der ewigen Existenz unserer Seele annehme und diese alle nur erdenklichen Erfahrungen machen möchte, wie ist dann die Sichtweise diesbezüglich auf Kindesmissbrauch? Hier möchte ich noch schreiben, dass es aus menschlicher Sicht vollkommen richtig ist, dass die Opfer geschützt und die Täter strafrechtlich verurteilt werden.

Aus spiritueller Sicht suchte sich meine Seele diese Aufgabe für dieses Menschenleben aus. In einem anderen Leben war vielleicht meine Seele Täter und wollte nun erfahren, wie sich ein Opfer anfühlt? Das ist auch nicht wichtig, wichtig ist nur unsere Aufgaben in dieser Inkarnation in diesem Körper anzunehmen. Auf geistiger Ebene haben sich alle betroffenen Seelen vereinbart mich bei der Erfüllung meiner Aufgabe zu unterstützen. Deshalb bin ich genau an diesem Ort, in diese Familie hineingeboren. Auch wenn wir aus menschlicher Sicht diese Verbindungen mit unserem Verstand nicht wahrnehmen können, existieren diese auf seelischer Ebene trotzdem.

Meine Seele wollte all diese Erfahrungen machen, um daran zu wachsen, um reine, tiefste Vergebung zu üben und die Freiheit daraus erfahren zu dürfen. Aus tiefstem Herzen zu vergeben ist eine der größten und schwersten Aufgaben, die sich eine Seele stellen kann. Aber auch eine der wertvollsten. Zu spüren, wie sich diese Vergebung voll und ganz in meinem Herzen ausbreitet. Wie sich dadurch mein Herz mit vollster und reinster Liebe füllt, dieses Geschenk ist das allergrößte, das wir in unserem menschlichen Körper erfahren dürfen. Vergebung macht uns frei, vollkommen frei von allen Bindungen, Verletzungen und Unfrieden. Es lässt uns zu unserem wahren Ursprung, der Liebe, vordringen. Das und nur das ist unsere einzige Lebensaufgabe. Alle Hindernisse anzunehmen und zu heilen. Die Klarheit, die Reinheit und die Liebe unserer Seele zu erkennen, um diese mit anderen Menschen zu teilen und zu leben.

In der ersten Januar-Woche wollte die Lektorin noch ein paar Informationen zum Inhalt des ersten Buches haben. Ich freute mich darüber, dass sie sich nun damit befasste. Fürs Erste beantwortete ich ihre noch offenen Fragen. Nun rückte das Erscheinen des ersten Buches immer näher. Darüber freute ich mich natürlich. Jedoch liegt es mir fern dadurch in den Vordergrund zu treten, als vielmehr die Menschen aufzurütteln selbst etwas in ihrem Leben zu verändern.

Wenn jeder anfangen würde, seine eingefahrenen Gedankenmuster zu verändern, und mehr in die Liebe und Dankbarkeit gehen würde. Wenn wir unseren Nächsten mehr Achtung und Wertschätzung entgegenbringen würden, sähe unsere Welt um einiges friedlicher aus. Viel zu oft begegnet mir noch das Gegenteil. Egoismus, Arroganz, Rücksichtslosigkeit, Neid, Gier, prägen den Großteil der Menschen. Wenn noch zu viele Menschen diese Eigenschaften in ihrem Körper, ihrem Inneren haben, brauchen wir uns nicht zu wundern, dass Hass, Gewalt und Kriege auf dieser Welt nicht aufhören. Jeder Einzelne kann bei sich beginnen dies zu verändern. Deshalb ist es mir wichtig meine Gedanken niederzuschreiben.

Oft spüre ich in meinem Umfeld, dass die Menschen in ihrer aktuellen Situation nicht zufrieden sind. Aber wir haben es nicht gelernt, andere Betrachtungsweisen einzubeziehen. Wie vielen Menschen kann aus schulmedizinischer Sicht nicht mehr weitergeholfen werden. Diese ist mit „ihrem Latein" am Ende, wie man so schön sagt. Immer mehr Menschen begegnen mir, die solche Erfahrungen hinter sich haben und nun nicht mehr weiterwissen. In ihnen kommen dann oft Wut und Ärger den Ärzten gegenüber hoch, weil sie keine Heilung erfahren.

In solch einem Fall haben wir unsere Macht an andere Personen abgegeben. Deshalb fühlen wir uns ohnmächtig und ausgeliefert. Der einzige Weg hieraus besteht meiner Meinung nach darin, sich seine schöpferische Kraft und Macht wieder zurückzuholen. Indem ich selbst die Verantwortung für mein Leben übernehme, anfange mir mein bisher erschaffenes Leben anzuschauen. Wir sind immer noch viel zu sehr der Meinung, andere Personen seien für unsere Situation verantwortlich. Das ist nicht richtig. Wir werden niemals vollständige Liebe und Frieden in uns finden, wenn wir im Außen danach suchen. Diese kann einzig und allein in unserem Inneren stattfinden. Wann fangen wir an uns auf die Suche dorthin zu begeben? Steinige, beschwerliche Zeiten wird es geben, Zeiten des Lernens, des Erkennens, der Veränderung, des Wachsens. Aber immer und immer mehr unserem Ziel entgegen, der Liebe in unserem Herzen.

Auch ich gehe nach wie vor täglich in die Stille, höre in mich und meinen Körper hinein, fühle und spüre den Kontakt zu meinem Inneren, meiner Seele, meinem Herzen, zu Gott. Spüre, wo noch ein Schmerz oder Groll versteckt ist. Was drängt, bisher noch verborgen, an die Oberfläche? Welcher Mensch hält mir einen Spiegel vor die Nase und macht mich darauf aufmerksam, dass hier in mir noch etwas nicht im Reinen ist? Was darf ich anschauen, erkennen, um es letztendlich in Frieden loszulassen? Habe ich genug Vertrauen in Gott, um mich in jeglicher Situation von ihm führen zu lassen, oder gebe ich meinem Verstand den Vorrang? Will ich die Antworten von ihm wirklich hören? Nehme ich mir die Zeit, um zuzuhören, um Anleitungen von ihm zu empfangen? Oder entscheide ich mich lieber den weltlichen Dingen Vorrang zu geben?

Klar ist es auch wichtig seinen Haushalt aufrechtzuerhalten. Aber suche ich mir nicht zu oft nur eine Ausrede, schiebe alles andere vor, nur um nicht zuhören zu müssen? Es könnte ja sein, dass ich auf bestimmte Verhaltensweisen aufmerksam gemacht werde, die ich verändern sollte. Werde darauf aufmerksam gemacht bestimmte Sichtweisen noch einmal zu betrachten? Hier ist es sicherlich einfacher die Ausrede parat zu haben: „Ich habe keine Zeit." Aber haben wir nicht ständig irgendwelche Ausreden parat, nur um uns nicht mit uns selbst auseinandersetzen zu müssen? Diese Entscheidung darf jeder Einzelne für sich selbst treffen.

Ich für mich entscheide mich dafür, diesen noch verborgenen Unstimmigkeiten auf den Grund zu gehen. Durch das Schreiben habe ich das Gefühl, dass mein Unterbewusstsein mit mir zu sprechen anfängt. Das kann ich wirklich nur jedem weiterempfehlen. Aber es funktioniert natürlich nicht auf Knopfdruck. Es braucht Zeit, Muße und Stille. Unser Körper, unsere Seele sind ja nicht gewohnt, dass wir uns nun auf einmal Zeit für sie nehmen. Aber seien wir geduldig mit uns. Auch wenn es mehr Zeit braucht, als wir es möchten. Und wenn wir dann erst einmal angefangen haben mit unserer Seele Kontakt aufzunehmen, werden wir feststellen, wie lange diese darauf gewartet hat, sich uns endlich mitzuteilen.

Lassen wir alles, alles an die Oberfläche kommen, all die oft Jahrzehnte unterdrückten Gefühle und Ängste. Erkennen wir, was sich hier alles aufgestaut hat, was in unserem Inneren im Argen liegt. Es wird schmerzhaft werden, aber wir werden auch Dankbarkeit empfinden, endlich den Weg zu uns angegangen zu sein. Das ist ein wundervolles Gefühl. Ich für mich genieße es so sehr mit mir zu sein. Mich mit meinem Herzen zu verbinden. Zu fragen, wo drückt dich heute der Schuh, was möchtest du mir weitergeben. Nicht umsonst gibt es das Sprichwort: „Was liegt dir auf der Seele?" Fangen wir an, uns um unser Seelenheil zu kümmern. Es warten viele Entdeckungen auf uns. Wenn wir nicht anfangen diesen Weg zu erkunden, können wir auch nicht die wunderschönen Gaben und Erfolge ernten, die noch verborgen auf uns warten.

ZIRBELDRÜSE

Unsere Zirbeldrüse ist unsere Verbindung zu unserer Intuition, unserer göttlichen Wahrnehmung. Sie ist verbunden mit unserem 3. Auge. Wenn wir in diese Welt hineingeboren werden, ist diese Drüse noch klar, rein und durchlässig. Deshalb haben alle Kleinkinder noch einen direkten Draht nach „oben"! Sie wirkt wie ein Kanal zu unserem göttlichen Selbst, zu unserem Ursprung. Durch verschiedene äußere Einflüsse kann die Zirbeldrüse verkalken. Je mehr sie verkalkt ist, desto weniger können wir unsere innere Führung wahrnehmen. Diese ist gestört bzw. unterbrochen. Die äußeren Einflüsse, welche unsere Zirbeldrüse verkalken lassen, sind in erster Linie das Impfen. In diesen Impfstoffen ist Quecksilber enthalten. Es ist ein Schwermetall und lagert sich in unserem Körper ab und ist mit eine der Hauptursachen für das Verkalken unserer Zirbeldrüse. Dies kann nur über einen längeren Zeitraum durch bestimmte Reinigungsmethoden oder Entgiftungen wieder aus unserem Körper ausgeleitet werden. Vorausgesetzt, wir greifen nicht zu weiteren Impfungen.

Ein weiterer Haupteinfluss, der zur Verkalkung unserer Zirbeldrüse führt, ist Fluor. Auch Natriumfluorid genannt, welches Bestandteil des Rattengiftes ist!!! Es verstopft nachhaltig unsere Zirbeldrüse und grenzt damit unseren freien Willen und damit unsere Intuition merklich ein. Fluor ist in den allermeisten Zahnpflegemitteln vorhanden, aber auch zum Teil in Mineralwasser. Wenn man darauf verzichten möchte, werden mittlerweile schon etliche Zahnpflegemittel ohne Fluor angeboten. Deshalb sollten wir auf diese beiden Einflüsse, am besten komplett, verzichten.

Der 3. wichtige Aspekt ist noch eine gesunde Ernährung. In vielen Fertigprodukten sind Zusatzstoffe enthalten, die schädlich auf unseren Körper und unsere Drüsen wirken. Auch durch zu viel an tierischem Eiweiß wird unsere Zirbeldrüse verkalkt. Am besten für unseren Körper sind viel frisches Obst und Gemüse sowie mindestens 2 Liter gereinigtes Leitungswasser. Es gibt sicherlich Möglichkeiten diese Verkalkung wieder zu lösen, welche aber langwierig sind, je nach dem, über wie viele Jahre/Jahrzehnte wir diese Giftstoffe unserem Körper schon zugeführt haben. Im Internet gibt es viele Seiten, auf denen man sich diesbezüglich näher informieren kann. Durch tägliche Meditation kann diese Zirbeldrüse auch Schritt für Schritt wieder aktiviert und gereinigt werden, damit unsere Verbindung zu unserem Innersten wieder reiner und klarer werden kann. Damit wir Gottes Führung und Liebe in uns besser wahrnehmen können.

DIE MENSCHHEIT

Es erschreckt mich immer wieder, was auf unserer Erde geschieht, mit welcher Macht wir uns gegeneinander auflehnen und bekämpfen. Mit welcher Kraft wir uns anfeinden. Was würde geschehen, wenn wir diese Kraft in Frieden stecken würden, welch ungeahntes Potenzial wäre hier vorhanden? Immer wieder ist in aktuellen Prophezeiungen von einem 3. Weltkrieg die Rede. Warum nur? Haben wir denn nichts aus unserer Vergangenheit gelernt, laufen wir immer noch mit Scheuklappen herum, um die aktuelle Situation nicht zu erkennen? Es wird uns nicht mehr gelingen den Kopf in den Sand zu stecken und so zu tun, als ginge uns das ganze Weltgeschehen nichts an. Aber warum bemerkt die Menschheit nicht, dass sie in eine Sackgasse geraten ist? Hier können wir unmöglich alleine herauskommen. Das geht nur mit Gottes Hilfe. Aber genau diesen haben wir vergessen, haben vergessen, dass er seinen Sohn nur für uns Menschen zu unserer Rettung auf diese Welt geschickt hat.

Das zu erkennen ist unsere einzige Aufgabe, unsere einzige Chance in dieser Welt des Hasses, der Gewalt, Wut, Gier, des Neides … zu überleben, Halt zu bekommen. Ein Großteil der Menschheit ist meilenweit davon entfernt. Er hat wirklich keine Ahnung, auf welches Geschehen wir zusteuern. Wir werden ernten, was wir gesät haben und nach wie vor aussäen. Gott lässt diese Gräueltaten, die Menschen anrichten, nicht ungesühnt. Er wehrt sich dagegen, was unserer Erde angetan wurde und immer noch wird. Dafür können wir nicht irgendjemandem die Schuld in die Schuhe stecken, hierfür sind wir ganz alleine selbst verantwortlich. Wir erkennen aus unserer Vergangenheit nicht, dass all die Negativität niemals zum Frieden auf dieser Welt geführt hat und jemals führen wird.

Immer noch suchen wir die Schuld bei anderen, wollen die Verantwortung hierfür nicht übernehmen. Die meisten Menschen werden erst erwachen, wenn sie keine Möglichkeit mehr haben etwas in ihrem Leben verändern zu können. Kürzlich nahm ich an einer spirituellen Abendveranstaltung teil. Dort wurde mir noch einmal deutlich gemacht, dass all unser Tun und Handeln, unser Denken und Sprechen Wirkungen hat und dies alles in eine Art „Karmabank" gespeichert wird. Das fand ich sehr interessant ausgedrückt. All unsere Taten werden gespeichert, egal ob gut oder schlecht, und alles kommt wieder zu uns zurück. Entweder in diesem Leben oder in einem anderen, auch unsere Kinder tragen einen Teil unsere Lasten als Aufgaben in sich. Das Prinzip von Ursache und Wirkung. Damit lässt sich nicht mehr verleugnen, dass wir selbst die Erschaffer unseres gegenwärtigen Zustandes sind. Und so wie viele, viele einzelne Tropfen einen See oder aber auch einen ganzen Ozean ergeben, genau so ergibt sich das Geschehen unserer jetzigen Welt durch viele, viele, einzelne Menschen und deren Gedanken, Worte und Handlungen. Darum können wir unsere Welt nur verändern, wenn jeder Einzelne daran teilhat und seinen Beitrag, seine Eigenverantwortung hierzu übernimmt. Wenn jeder Einzelne damit anfängt zu lieben, zu danken und zu segnen.

Scham

Und auf einmal überkam mich ein mächtiges Gefühl von Scham. Es breitete sich wie dunkle Wolken über mir aus. Kräftig und mächtig, beherrschend, gefangen in diesem Gefühl. Woher es kam, brauchte ich nicht zu fragen, ich wusste, dass es aus meiner Kindheit kam. Aber was wollte es mir sagen, was machte es mit mir? Was wartete noch auf Heilung? Ich hatte das Gefühl, alle Menschen sahen mir meinen Missbrauch an. Mein Innerstes fühlte sich so unglaublich schuldig. Ausgelacht und verspottet von einer riesigen Menschenmenge. Vor lauter Scham möchte ich am liebsten in Grund und Boden versinken. Da brauche ich mich nicht zu wundern, warum innerlich noch so oft ein Unbehagen in mir aufsteigt, wenn ich mich in der Nähe von Männern aufhalte. Und das bin ich wahrlich sehr oft. Mein Arbeitsumfeld besteht überwiegend aus Männern und auch im privaten Umfeld sind viele Männer um mich herum. Aber nun kenne ich wenigstens den Hintergrund.

Wieder einmal suche ich mein verängstigtes, beschämtes Kind in mir auf. Was musste es alles ertragen? Wie viel Leid und Kummer hat es in sich vergraben, bis in den verborgensten Winkeln versteckt, damit es nach außen hin niemand bemerkt. Wie viel Schmerz wurde in diesem Kämmerlein aufbewahrt? Aber nun darf er gehen. Noch gelingt es mir nicht vollständig in die tiefsten Schichten dieses Schmerzes vorzudringen.

Ich vergebe meinen Peinigern.

Er hat dort auch jahrzehntelang geschlummert. Das lässt sich nicht mit einem kurzen Rückblick verändern und heilen. Es braucht seine Zeit. Aber wieder will ich mein inneres Kind hier unterstützen und ihm helfen.

Viele bisher ungeweinte Tränen kommen an die Oberfläche, sie warten schon so lange im Verborgenen. Es darf nun alles nach oben kommen. Hier kommt also auch mein Gefühl her mich am liebsten in mein Schneckenhaus zu verkriechen, so wenig wie möglich unter Menschen zu gehen. Plötzliches Unwohlsein und Herzklopfen während eines Gespräches. Zu glauben, jeder sieht mir meine Scham an. Armes kleines Kind in mir. Aber es ist nun vorbei mit der Leidenszeit. Ich hole dich aus jeder Trübsal dieser Zeit heraus und viele Engel der Liebe und Heilung unterstützen uns dabei. Ich nehme mein inneres Kind in meine Arme und wiege es sanft hin und her, wenn es sich einmal wieder vor lauter Scham in einem Schrank versteckte, um am liebsten unsichtbar zu sein. Streiche ihm zärtlich über seinen Kopf. Wir spüren die Wärme des andern. Es tut diesem kleinen Kind so gut zu spüren, dass es nicht mehr, nie mehr, alleine ist und sein wird. Ich will ihm alle Liebe schenken, die es über lange Jahre so sehr vermisste.

HERZENERGIE

Seit ich vor mittlerweile fast 5 Jahren an einem Bewusstseinsseminar im Allgäu das erste Mal mit dem Thema der Verbindung zu meinem Herzen in Berührung kam, lässt es mich nicht mehr los. Dort erlebte ich Therapeuten, aus deren Augen die Liebe nur so herausquoll. Das beeindruckte mich damals ganz enorm. Diese Fröhlichkeit und Leichtigkeit, die die Therapeuten verströmten, war einfach bemerkenswert. Damals erkannte und spürte ich zwar diese außergewöhnliche Ausstrahlung bestimmter Menschen, hatte aber keine körperlichen Kräfte übrig, um mich intensiver damit auseinanderzusetzen. Heute weiß ich, dass jeder die Möglichkeit hat, diese Lebendigkeit und Liebe in sein Herz zu lassen, mit all seiner Kraft spüren zu können.

Um dorthin zu gelangen, bedarf es sicherlich vieler Anstrengungen. In einem Bibelzitat heißt es: „Wenn ihr mich von ganzem Herzen suchen werdet, so will ich mich von euch finden lassen." Auch hier erkennen wir, dass wir die wahre, tiefe Liebe unseres Herzens nicht auf einem Silbertablett serviert bekommen. Beim Niederschreiben meiner Gedanken konnte ich manches Mal nicht schnell genug mitschreiben, so viele schwirrten zur gleichen Zeit in meinem Kopf herum. Da hatte ich zeitweise das Gefühl gleich 3 Kapitel auf einmal schreiben zu müssen. Wobei „müssen" hier sicherlich nicht das richtige Wort ist, denn ich fühle Ehrfurcht und Demut vor den in meinen Gedanken auftauchenden Worten.

Hierdurch spüre ich die Liebe in meinem Herzen wachsen, immer größer und größer werdend. Dankbarkeit erfüllt mich, dass so wundervolle Worte den Weg auf mein Skript finden. Hier schweifen meine Gedanken noch einmal zurück zu dem Seminar im Allgäu. Der Seminarleiter bat uns, uns auf unser Herz zu konzentrieren. Was will es uns sagen, mitteilen? Hierin liegen unsere Lebensaufgaben. Nehmen wir dies wahr? Wollen wir unsere verborgenen Talente in uns an die Oberfläche bringen? Das liegt einzig und alleine bei uns selbst.

Immer wieder fasste er es im folgenden Satz zusammen: „Was bringt dein Herz zum Singen?" Zum damaligen Zeitpunkt konnte ich damit nicht besonders viel anfangen. Aber wenn ich aktuell an diesen Satz zurückdenke, spüre ich in einer glasklaren Erkenntnis, dass diese Zeilen, die Aufarbeitung meiner Vergangenheit, der Weg zu meiner Seele mein Herz zum Leuchten, zum Singen bringen. Ich habe das Gefühl, diese unsagbare Liebe darin hat so viel Kraft und Macht, um die ganze Welt damit zu füllen. Deshalb gibt es keinen sehnlicheren Wunsch von mir, dass jeder einzelne Mensch auf dieser Erde diese nicht in Worte zu fassende Liebe in seinem Herzen spüren möge. Ich bin unaussprechlich dankbar für diese Zeilen.

SEXUALITÄT

Bezüglich meiner Sexualität spüre ich immer noch manches Mal dieses schreckliche Gefühl des Benutztwerdens in mir nach oben kommen. Wie zwei eisig kalte Hände mein Herz in ihre Hände nehmen und es zerquetschen wollen, es vor Frost erstarren lassen. Diese Kälte lässt mein Herz kaum atmen, vor Schmerz möchte es aufschreien, ist aber wie gelähmt und hilflos dieser Situation ausgesetzt. Was musste dieses Herz alles ertragen, bevor es, wie in den vergangenen Seiten beschrieben, vor Liebe leuchten konnte. Hier finde ich es erstaunlich auf der einen Seite noch so viel Schmerz und Kälte in mir zu tragen, auf der anderen Seite so viel Liebe zu spüren.

Hätte ich diese ganzen Erlebnisse nicht am eigenen Körper, Geist und Seele erfahren, würde mir sicherlich manches mehr als außergewöhnlich vorkommen. Und doch steckte dies bisher Erlebte alles in mir. Hinterließ sowohl viele Spuren der Trauer als auch Spuren der Heilung, der Freude, der Liebe und der Hoffnung. Mit jeder einzelnen Zelle meines Körpers zu erfahren, dass man diesen riesigen Schmerz verwandeln kann.

Ich vergebe meinen Peinigern.

Frei von der Vergangenheit zu werden, alles in Liebe loszulassen. Das ist das allergrößte Geschenk, das wir bekommen können, und auch mein allergrößter Wunsch, alles Vergangene in Liebe loszulassen.

Zurück zur Sexualität. Voller Liebe nehme ich mein Herz in meine Hände und wärme es zärtlich. Ich darf Liebe erfahren und annehmen. In meinem Herzen und auch durch meinen Körper. Darf sanfte Berührungen zulassen. Ich bin ein geliebtes Kind Gottes, nichts und niemand kann mich verletzen. Alle Sinne meines Körpers darf ich fühlen und genießen. Die Zeit der Verletzungen ist vorbei. Ich bin vollkommen sicher. Langsam wächst das Vertrauen wieder, willkommen in meinem Körper zu sein. Was ist wohl in mir und meinem Körper schon alles geheilt und was liegt noch verborgen und wartet darauf in die Arme genommen zu werden? Ich weiß es nicht, nur so viel, dass ich schon unglaublich viel geschafft habe und darauf bin ich mehr als mächtig stolz.

Beim Zurückblicken gab es viele, viele Steine, die auf meinem Weg zu beseitigen waren, sehr viele Hindernisse. Wie geht mein Weg wohl weiter? Ich habe das Gefühl, die meisten Steine aus dem Weg geräumt zu haben. Das freut mich natürlich sehr. Es lässt mich dankbar und erleichtert meinen Weg in die Zukunft weitergehen. Und mit Gott an meiner Hand fühle ich mich geborgen und in Sicherheit.

NEGATIVE ENERGIEN VON ANDEREN PERSONEN

Erst kürzlich hörte ich einen Bericht in YouTube über Energieformen in Bezug auf negative Gespräche über andere Personen. Diese Zusammenhänge waren mir bisher nicht so intensiv bewusst und die Auswirkungen, die solche Gespräche auf andere Personen haben, erschreckten mich. Bei negativen Äußerungen gegenüber einer anderen Person ist es tatsächlich der Fall, dass wir dieser damit Energie entziehen. Da jeder Gedanke, jedes Wort, jedes Handeln eine Energie aufweist, werden diese ungefiltert weitergeleitet. Sind diese Energieformen in negativer Weise auf eine Person gerichtet, schwächen wir ihren Energiekörper und entziehen folglich auch ihrem physischen Körper Energie.

Den Zusammenhang fand ich echt enorm. Wenn wir nun überlegen, wie viel Negatives über andere Personen gesprochen wird und wir damit all deren Energie ausbremsen, kaum zu glauben, was wir damit anrichten. Dass diese Verbindungen jedoch existieren, spüre ich am eigenen Körper. Seit etwa einem ½ Jahr nehme ich solche, ich nenne sie einmal „Angriffe", an meinem Körper wahr. Es fühlt sich für mich so an, als ob ich ein Messer in meinen Hals gestoßen bekomme. Ein enormer, schmerzhafter Stich durchfährt meinen ganzen Körper. Dieser Schmerz kommt aus dem Nichts, egal zu welcher Tages- oder Nachtzeit bzw. an welchem Ort ich mich aufhalte. Er ist plötzlich da und lässt meinen Körper schmerzhaft zusammensinken.

Bei einem meiner Termine bei meiner Lehrerin erklärte sie mir, dass ich solche negativen Gedanken anderer Personen über mich spüren würde und wie ich darauf reagieren und mich schützen kann. Seit dieser Zeit achte ich persönlich noch mehr auf meine Worte. Denn mittlerweile weiß ich auch, dass alles, was ich sähe, wieder zu mir zurückkommt. Andererseits möchte ich aber auch niemand anderem bewusst Schaden zufügen. Ich möchte, dass wir friedlich miteinander zusammenleben und uns an der Vielfalt der unterschiedlichen Menschen erfreuen können. Jeder Einzelne kann und darf von anderen Personen lernen bzw. andere in ihrer Entwicklung unterstützen und stärken.

Das ist für mich eine wichtige Aufgabe, weswegen wir hier auf dieser Erde sind. Aber wenn wir uns umschauen, erleben wir sehr viele erschreckende Beispiele, wie wir unsere, uns gottgegebenen Aufgaben zunichtemachen und mit Füßen treten. Anstatt jemanden zu loben und Gutes über ihn zu sprechen, erfahren wir oft Streit, Ablehnung und gegenseitiges In-die-Pfanne-Hauen. Wohin ist unsere Welt nur geraten? Ich habe das Gefühl, dass wir von Liebe, Achtung und Frieden so weit entfernt sind, wie es noch nie seit Bestehen der Erde der Fall war. Für mich gibt es keinen größeren Wunsch, als dies zu verändern. Und dafür will ich mich mit meinem ganzen Sein einsetzen.

HÄMORRHOIDEN

Seit etwa ½ Jahr leide ich unter Hämorrhoiden. Dieses Jucken und die Wundheit an meinem Darmausgang sind oft sehr schmerzhaft, zudem auch lästig, wenn es mitten unter Unterhaltungen zu jucken und brennen anfängt. Mittlerweile habe ich aus körperlicher Sicht wirklich sehr viele Heilmethoden ausprobiert. Aber alle waren nur von kurzer Dauer. Ob innere oder aber äußere Anwendungen, alles brachte nur kurzzeitigen Erfolg. Da stellte ich fest, dass ich mich bisher nur um rein körperliche Heilung bemühte.

Mittlerweile weiß ich aber, dass hierin nur Symptome, aber nicht der Ursprung geheilt werden. Deshalb machte ich mich nun auf die Suche nach Zusammenhängen zwischen meinen Beschwerden und meiner geistigen Sichtweise.

Während meiner Krankheitszeit stieß ich auf ein interessantes Buch, in dem wirklich sehr viele körperliche Beschwerden aus geistiger Sicht geschildert werden. Ausführlich werden die Ursachen erklärt. Im Anschluss an jedes Krankheitsbild ist ein Lösungsvorschlag aus geistiger Sicht aufgeführt, damit Heilung in allen Ebenen erreicht werden kann. Schon oft las ich in diesem Buch nach, auch bei Beschwerden von Personen aus meinem näheren Umfeld. Für mich interessante Sichtweisen ergaben sich daraus. Nun aber zurück zu meinen Beschwerden. Die Ursache hängt in meinem Fall mit meiner Vergangenheit zusammen. Unterdrückte Wut und Angst davor, Dinge loszulassen, Selbstzweifel, Schuld, Scham. Dies alles sind Ursachen der Beschwerden, die Hämorrhoiden oder Juckreiz am After auslösen. Na da brauchte ich ja nicht weit zu suchen, um die Zusammenhänge mit meiner Vergangenheit zu erkennen. Diese sitzen also noch immer sehr hartnäckig in meinem Körper fest.

Ich lasse die Vergangenheit in Liebe los,

wird zu meinem täglichen Mantra für die nächsten Wochen. Alles von Herzen, wirklich alles, will ich aus meinem Körper gehen lassen. Ich zünde mir eine Kerze an und ziehe mich in mein Arbeitszimmer zurück. Dort spreche ich diesen meinen für mich wichtigen Glaubenssatz der Heilung für meinen Körper, Geist und Seele. Konzentriere mich darauf und atme dabei langsam und tief ein und aus.

Als Lösungsvorschlag steht in diesem psychologischen Buch, dass ich die Selbstzweifel mir gegenüber ein für alle Mal loslassen darf. Wenn Neues in mein Leben tritt, ist es an der Zeit das Alte in Liebe gehen zu lassen. Hierin kommt in mir sicherlich noch eine gewisse Angst bzw. Unsicherheit nach oben, was meine Zukunft wohl bringen wird. Das Vertrauen an mich zu glauben ist hier sicherlich noch eine weitere große Aufgabe in der Zukunft für mich.

FEBRUAR

Anfang Februar holte mich die Grippewelle ein. 4 Tage lag ich total flach, danach ging es wieder langsam aufwärts. Nicht einmal zum Denken hatte ich Kraft. Hier fühlte ich mich so hilflos und gelähmt wie als kleines Kind. Aber jetzt als Erwachsener weiß ich, dass es mit meiner Gesundheit mit jedem Tag wieder weiter aufwärtsgeht. Damals als Kind wusste ich das nicht. Da lag ich missbraucht, alleingelassen, geschlagen, in einer Ecke liegen gelassen. Keiner war da, der dieses kleine hilflose Kind versorgte. Was musste dieser kleine Körper nur alles ertragen? Und immer die Frage im Hinterkopf, wann wird das wieder geschehen? War das jemals zu Ende? Wie viel Schmerz kann ein Mensch ertragen?

Ich vergebe meinen Peinigern.

Beim Schreiben dieser Zeilen dreht es mir meinen Magen herum, mir wird ganz übel. Dieses Kind fühlte sich von niemandem geliebt. Von den Menschen verachtet, verletzt und verstoßen.

Und dabei wird jedes Kind mit offenem Herzen geboren. Es trägt bei seiner Geburt die reinste Liebe in sich. Heute weiß ich, dass ich als Kind nie alleine war. Vielleicht von den Menschen alleingelassen, aber nie von Gott und seinen Engeln. Sie waren immer bei mir, als mir von Menschenhand Schreckliches angetan wurde. Der

Mensch konnte meinen Körper peinigen, aber nicht meine Seele. Sie ist mit so viel Liebe, Güte und Hingabe auf diese Welt gekommen und sie wird trotz geschundenen Körpers leuchten. Wenn ich zurückgehe in meine Vergangenheit, nach meinem kleinen Kind Ausschau halte, sehe ich, dass es mit den Engeln spricht, mit ihnen spielt, dass es liebevoll von ihnen umsorgt wird, wie man sich das für ein Kind in seinem Alter wünscht.

Über diese Bilder bin ich sehr dankbar, sie rühren mich zutiefst. Meine Großeltern hatten in ihrem Schlafzimmer ein gemaltes Bild über ihrem Bett hängen, auf dem zwei verängstigte Kinder auf einer Brücke stehen. Sie sind von zwei liebevollen Engeln begleitet und beschützt. Dieses Bild liebte ich als Kind so sehr und spürte damals schon die tiefe Wahrheit darinnen.

Ich freue mich, dass die Tage nun länger werden, damit ich mit meinem inneren Kind das Erwachen der Natur entdecken und erleben kann. Auch wenn ich im Moment gesundheitlich noch nicht ganz fit bin, versuche ich trotzdem nach meinem kleinen Kind in mir Ausschau zu halten, schaue, wie es ihm geht. Über Märchen können wir uns stundenlang unterhalten. Diese liebe ich auch heute noch.

Wenn ich meine geschriebenen Zeilen noch einmal durchlese, erschrecke ich, welches Leid aus meinem Inneren hervorquillt. Welcher Schmerz jahrzehntelang unbewusst in meinem Körper steckte. Ich bin froh und dankbar, dass mir das Schreiben ermöglicht in diese Tiefen meines Seins vorzudringen.

Mein Verstand will sich manches Mal negativ in meinem Kopf ausbreiten. Er sagt dann, okay nun hast du wohl den Großteil dieses Themas abgeschlossen, das wird doch noch kein Buch, es sind noch viel zu wenige Seiten. Aber mein Herz weiß, dass mein Verstand nicht recht hat. Ich setze mich hin, gehe in die Ruhe, in die Stille und verbinde mich mit Himmel und Erde. Eigentlich umgekehrt, zuerst ist es die Erde, dann kommt der Himmel dran. Den Worten und Zeilen, die dann den Weg auf das Papier finden, lasse ich freien Lauf.

Da unsere Zwillinge nun 18 Jahre alt sind und damit selbst mit dem Auto zur Arbeit fahren können, beschlossen mein Mann und ich uns eine 1 Woche Urlaub zu gönnen. Sommer, Sonne, Strand und Meer, einfach Erholung pur. Das würde uns beiden nach den vielen vergangenen Strapazen bestimmt guttun. Dafür benötigte ich noch einen Reisepass. Ich ließ ein biometrisches Passbild machen. Als ich die Bilder abholte, erschrak ich sehr darüber. Wie gepeinigt dieses Gesicht doch aussah. Es versetzte mir einen unglaublich tiefen Stich in meinem Herzen. Genau in diesem Moment hatte ich das Gefühl, dass meine Seele und viele himmlische Helfer meinen Körper in ihre liebevollen Hände nahmen, um ihn zu trösten und ihm viel Liebe zu geben. Diese Liebe, die dieser Körper so nötig braucht.

Auch ich wollte diesem meinem Körper in Zukunft nur noch das Allerbeste geben. Ihn von ganzem Herzen lieben, ihn achten und in allen Bereichen wertschätzen. Ihn an allererste Stelle setzen. Hier gingen meine Gedanken zurück zu meinem ersten Seminar im Allgäu. Zu der Meditation, in der wir unsere innere männliche und weibliche Seite betrachteten. Ich erinnere mich, dass mir meine weibliche Seite nicht sehr groß vorkam, eher wie ein großer Klumpen oder ein kleiner Ball. Von meiner männlichen Seite jedoch kam mir nur eisige Kälte, einfach ein „Nichts" entgegen. Diese Kälte ließ mich, sowohl damals als auch heute noch, erschaudern, aber zum damaligen Zeitpunkt konnte ich keine weiteren Zusammenhänge erkennen.

Nun erst wird mir bewusst, dass es diese männliche Seite in mir nie gab. Als kleines Kind wurde mir im wahrsten Sinne des Wortes das Rückgrat gebrochen. Deshalb ist meine Wirbelsäule bis heute, wenn ich morgens aufstehe, total verkrampft. Erst durch Streck-

und Dehnübungen kommt sie wieder einigermaßen in Form. Das ist auch der Hintergrund, warum es mir bisher so schwerfiel meinen „Mann" zu stehen, wirklich standhaft im Leben zu sein. Aus diesem Grund konnten sich Gelähmtheit, Minderwertigkeit und Selbstverurteilung in mir und meinem Körper ausbreiten. Weil mir das Rückgrat fehlte. Darauf will ich in Zukunft viel mehr achten, will mit beiden Beinen auf dem Boden stehen und die männliche Kraft in mir an die Oberfläche lassen. Diese minderwertigen Energieformen strahlte ich bisher auch aus. Das spiegelte sich sehr oft in meinem Alltag und meinem Umfeld wider. Aber nun werde ich meine männliche Seite in mir täglich stärken.

Hier taucht als Erstes die Frage: „Wie mache ich das am besten?" auf. Dieser Gedanke ist auch berechtigt, richtig und wichtig. Wenn es mir in den vergangenen Jahrzehnten nicht gelang das zu verändern, wie sollte es nun möglich sein? Jedoch werden mir der Umfang und die Auswirkung, die die Vergangenheit auf meinen Körper hatte, erst durch das Aufschreiben dieser Zeilen bewusst. Zumindest gibt es nun für mich eine Ursache. Da ich alles Männliche bisher ablehnte, ist es nun meine Aufgabe es zuzulassen, es anzunehmen. Deshalb überlegte ich mir männlich Eigenschaften: aktiv sein, tun, machen, Sport, Macht, arbeiten, stark sein, kämpfen, entscheiden. Ich lasse diese Worte auf mich wirken.

Nun gearbeitet habe ich immer sehr viel, hier durfte ich eher lernen nicht so perfekt sein zu müssen. Als Erstes entscheide ich mich bei meinen Yoga-Übungen besser auf meine Wirbelsäule zu achten. Diese will ich auf jeden Fall stärken. Hier kann ich bestimmte sportliche Übungen zur Stärkung meines Rückens noch hinzufügen. Bei meiner täglichen Meditation achte ich noch mehr darauf mit beiden Beinen auf dem Boden zu stehen. Diese Wahrnehmung kann ich beim Barfußlaufen noch wesentlich verstärken. Hier spüren meine Füße den direkten Kontakt zu unserer Mutter Erde. Auch lasse ich bei meiner Meditation die goldene Energie intensiver und ausgiebiger durch meine Chakren und meine Wirbelsäule fließen.

Der Wichtigste, aber ich glaube für mich mit einer der schwersten Punkte, wird sein, alle Männer so anzunehmen, wie sie sind. Ohne Vorurteile. Hier spüre ich, dass sich in meinem Unterbewusstsein sehr viel in der Vergangenheit festgesetzt hat. Nach dem Motto: „Männer wollen immer nur das Eine!" Das Verändern dieser Aufgabe wird wohl am meisten Zeit und Aufmerksamkeit benötigen. Jedoch werde ich auch hier, wie schon oft erwähnt, keinen Erfolg erlangen, wenn ich mich dieser Aufgabe nicht stelle. Den Kopf in den Sand zu stecken löst mir diese meine Aufgabe nicht.

Meinen Standpunkt zu vertreten gehört für mich auch zu den männlichen Eigenschaften. Oh ja, da sehe ich noch sehr großes Wachstumspotenzial. Ich weiß, dass ich bei Meinungsverschiedenheiten in der Vergangenheit lieber nachgab, als meiner Meinung Nachdruck zu verleihen. Hier war ich nicht immer ehrlich, weder zu mir noch zu anderen. Um des lieben Friedens willen gab ich sehr oft nach. Hier habe ich sicherlich noch etliches zu lernen. In diesem Zusammenhang fällt mir auch noch meine Stimmlage ein. Sehr oft verhielt ich mich während Diskussionen eher leiser, dezenter, im Hintergrund. Aber ich bin von Gott so geschaffen, wie ich bin, und darf und vor allem möchte mit diesen Texten Inhalte weitergeben. Ich möchte Gehör finden, damit jeder anfängt etwas in seinem Leben zu verändern.

Ich spüre, dass es auch hier noch Potenzial nach oben gibt. Es tut mir gut, das zu erkennen und zu beobachten, um täglich daran zu arbeiten. Um daraus Neues zu entdecken und zu lernen. Meine Stimme gegen etwas zu erheben wurde mir schon im Kleinkindalter genommen. Nur den Mund halten. Dieses Extrem begleitete mich so viele Jahre. Es steckte so lange verborgen in mir. Unglaublich! Wie Schuppen von den Augen erkenne ich nun Zusammenhänge, die viele Jahre in meinem Alltag unbewusst wirkten. Diese Erkenntnis, dass es bisher überhaupt kein wirkliches „ICH" gab. Mein Körper wurde gepeinigt und gebrochen. Mir kommen die Tränen. Und wer bin nun wirklich ICH? Gibt es ein ICH? Mehr als erschreckend nehme ich diese Worte, die aus meinem Inneren herausquellen, zur Kenntnis. Hier brauche ich eine Pause. Das muss ich erst verdauen.

◆ ◆ ◆

Sonnenklar erkannte ich nun, dass ich mich in der Vergangenheit immer in der Opferrolle, in der Rolle der Unterdrückten und Gedemütigten befand. Ohne Stärke, Rückgrat und Kraft in meinem Unterbewusstsein und meinem Körper. Diese Erkenntnis war für mich einerseits mehr als erschreckend, andererseits aber auch endlich der Weg und Aufbruch in eine neue Zukunft. Endgültig alles hinter mir zu lassen und mich von meiner Vergangenheit zu verabschieden. Mit gestärktem Rücken nach vorne zu schauen. Von nun an treffe ich die Entscheidungen, wie ich mein Leben gestalten will und werde. Ganz bewusst übernehme ich nun täglich die Verantwortung hierfür. Die Zeit, in der ich die Macht für meinen Körper und mein Leben abgab, in der ich mich machtlos fühlte, ist nun definitiv vorbei. Ab heute übernehme ich die volle Verantwortung dafür.

Das fühlt sich echt supergut an. Jeder Tag ist ein Geschenk und mir ganz alleine steht es frei ihn zu lieben, zu leben und nach meinen Wünschen zu gestalten. Wobei es sicherlich seine Zeit und auch Ausdauer braucht diese neu gewonnenen Erkenntnisse täglich in meinem Alltag umzusetzen. Ich will mir mehr Zeiten der Stille nehmen, um meiner Seele und meinem Innersten zuzuhören. Was ist dort noch nicht im Reinen, noch nicht in der vollkommenen Liebe. Es macht mir große Freude nur mit mir zu sein. In die Tiefe meines ICHs vorzudringen. Neues über mein ICH zu erfahren. Auch wenn ich es schon geschrieben habe, kann ich das nur noch einmal weiterempfehlen. Durch das Schreiben spricht meine Seele mit mir. Das ist für mich eine intime und einzigartige Beziehung zu mir selbst. Keine äußeren Einflüsse können mir so viel geben, wie die Tiefe Verbindung zu meinem Herzen mir gibt. Nur hier kann ich tiefsten Frieden und Erfüllung finden.

Ich freue mich darauf mein „Ich" kennenzulernen. Es konnte sich in meinem bisherigen Leben noch nicht zeigen. Es hatte noch keine Möglichkeit an die Oberfläche zu gelangen. Ich freue mich von ganzem Herzen Bekanntschaft und Freundschaft mit diesem meinem „Ich" zu schließen. Es macht sich in mir das Gefühl breit noch so unwahrscheinlich viel in meinem Leben erfahren zu dürfen.

MÄRZ

Immer wieder schweifen meine Gedanken zurück zu meinem Zusammenbruch Ende 2011. Die Zeit vorher kommt mir fast wie aus einem anderen Leben vor. Seit dieser Zeit habe ich so viel Unglaubliches erlebt. Unwahrscheinlich viel Neues erfahren und daraus versucht zu lernen. Sehr vieles habe ich versucht zu verändern und auch in die Tat umgesetzt. In einem Buch, das ich im Moment lese, stieß ich unter anderem auf das Thema Ehrlichkeit. Tagelang kreisten meine Gedanken nun um dieses Thema. Ich stellte fest, dass ich bisher in einigen Bereichen meines Lebens nicht ehrlich war. Weder zu mir selbst noch zu anderen. Es war nicht so, dass ich bewusst andere Personen anlog, aber ich gab auch nicht meine ehrliche Meinung weiter.

Hier spürte ich wieder einen deutlichen Zusammenhang zu dieser enormen Kleinheit bzw. Minderwertigkeit, die so lange in meinem Körper steckte. „Lieber den Mund halten und klein beigeben", war bisher meine Devise. Ich freute mich das zu erkennen. Denn erst dadurch bekomme ich die Möglichkeit etwas daran zu verändern. Und wie mittlerweile schon oft erwähnt, möchte ich dies aus der Tiefe meines Herzens heraus. Es ist mir ein Bedürfnis zu diesem Menschen zu werden, für den sich meine Seele entschieden hat, um darin in dieser Inkarnation eine Wohnung zu finden. Und deshalb gehört für mich nun in Zukunft die Ehrlichkeit mit an oberste Stelle. Damit meine ich sicherlich nicht andere von meiner

Meinung überzeugen zu wollen. Es darf nach wie vor jeder seine eigene Meinung haben und auch äußern. Hierzu gehört auch ein gewisses Maß an Toleranz. Jedoch steht es eben auch mir zu, meine Meinung zu äußern und diese Ehrlichkeit mit meinem Herzen vereinbaren zu können.

Viele Menschen haben das Bedürfnis über andere Personen reden zu wollen. Es hat jeder die Freiheit dies zu tun oder zu lassen. Ich persönlich habe für mich beschlossen im Einklang mit meinem Herzen zu leben. Ehrlich meine Gedanken und Gefühle weiterzugeben. Somit kann ich ohne schlechtes Gewissen am Abend zu Bett gehen. Mit Dankbarkeit für die Erfahrungen des vergangenen Tages. Ich möchte mein Leben leben, lieben und erfahren. Täglich aufs Neue und offen für mehr. Dankbar für neue Begegnungen und Gespräche. Ich freue mich, wenn sich andere Menschen für meine Erfahrungen interessieren, und gebe dies mit großer Leidenschaft weiter. Mein größter Wunsch ist, dass viele ihr Denken und Handeln zu mehr Liebe hin verändern mögen. Trotz vieler Hürden und Hindernisse empfinde ich es als das größte aller Geschenke mit Gottes Hilfe und seinen himmlischen Helfern die Liebe in meinem Herzen und zu Gott erfahren zu dürfen. Das und wirklich nur das ist für mich der Schlüssel zum Ende aller Probleme bei mir selbst und auf dieser Welt. In der Liebe bin ich frei.

Urlaub am Meer

Ich liebe das Meer. Diese Weite, das Rauschen der Wellen. Für mich ist hier Gottes Schöpfung so nah. Seit vielen Jahren geht mir ein Gedanke durch den Kopf. Ich werde ein Haus am See bzw. am Meer haben. Aus meinem Unterbewusstsein klettert dieser Gedanke empor. Der Blick auf das Wasser hat für mich eine magische Anziehung. Stundenlang kann ich nur dem Wasser zuschauen. Und nun sitze ich auch tatsächlich und ganz wirklich auf einer Terrasse und blicke auf das Meer. Mein Mann und ich haben uns entschlossen Anfang März 2017 für 1 Woche nach Ägypten ans Rote Meer zu fliegen. Es ist für mich so traumhaft schön hier. Sicherlich sind außerhalb des Hotels meist nur Wüste und karge Landschaft. Aber der Blick und die Nähe auf das Meer lassen für mich das Außen in den Hintergrund treten.

Das Hotel ist nur zum Teil belegt. Es gibt genügend Freiraum, um sich zurückzuziehen und ein ruhiges Plätzchen am Strand zu finden. Um diese Zeit weht fast ständig ein frischer Wind, welches das Rauschen der Wellen noch verstärkt. Es breitet sich ein so tiefer und intensiver Frieden in mir aus, dass es mir nicht gelingt dies in Worte zu fassen. Ich darf dies dankbar und gerührt in meinem Herzen fühlen. Einfach nur zu sein. Ganz und vollkommen im Hier und Jetzt. Einfach nur Zeit ohne Ende zu haben und sich um nichts kümmern zu müssen, das ist für mich das Paradies auf Erden.

Wir haben ein paar Massagen gebucht und ich auch einen Kosmetiktermin. Körper, Geist und Seele verwöhnen lassen. Zwischendurch am Strand ein gutes Buch lesen oder eben nichts zu tun. Dieses „Nichtstun" musste ich auch erst lernen. Da ich, wie schon erwähnt, auf einem Bauernhof aufwuchs, gab es dort immer Arbeit. Dort war das „Nichtstun" verpönt. Von früh morgens bis spät abends gab es immer etwas zu tun. In den Sommerferien waren Heu- und Getreide zu ernten. Später Kartoffeln und Futter- bzw. Zuckerrüben. Bei sehr heißem Sommerwetter waren wir ab und zu einmal im Freibad. Wobei es mit den Fahrdiensten natürliche nicht gut ausschaute, denn die Eltern hatten ja zuhause trotzdem viel zu tun und keine Zeit uns Kinder herumzufahren.

Sehr früh, mit 20 Jahren, heiratete ich. Und wohin? Auf einen Bauernhof. Da mein Mann und ich aber lieber zur Arbeit gingen und der landwirtschaftliche Betrieb nicht besonders groß war, wurde das Vieh bis 1991 schrittweise verkauft. Wir bewirtschafteten bis 2005 dann nur noch die Felder. 1993 bauten wir in den Garten meiner Schwiegereltern unser eigenes Haus, in das wir 1994 einzogen. Alte Gebäude, die dort standen, mussten wir vorher ausräumen und abreißen. Über einen Zeitraum von etwa 15 Jahren renovierten wir jedes Jahr einen Teil der Gebäude bzw. der Außenanlagen unseres Grundstücks. Es gab auch hier über sehr viele Jahre mehr als genügend zu tun. Jedoch habe ich seit einigen Jahren mir immer wieder Auszeiten genommen. Ganz bewusst für das „Nichtstun" entschieden. Ich liebe unser Haus und unseren Garten und stecke dort gerne Zeit, Kraft und Energie hinein. Aber ich habe mittlerweile eben auch etwas völlig anderes erfahren, das mir genauso wichtig und auch richtig erscheint. Nämlich Zeit, nur um zu sein. Zeiten der Stille, des Eins-Seins mit mir selbst. Zu fühlen und zu spüren, was in meiner Tiefe steckt, welche Gefühle in mir verborgen sind. Das ist mir mit zu meinem Lebensinhalt geworden. Dies habe ich ganz nachhaltig in meinem Leben verändert.

Zurück zum Urlaub. Genauso spannend wie ein Buch zu lesen ist es für mich die Menschen um mich herum zu beobachten. Es gibt so viele unterschiedliche Charaktere. Oft habe ich das Gefühl hinter jedem Einzelnen seine Geschichte zu fühlen. Ich spüre die unterschiedlichen Schwingungen und Energieformen der einzelnen Personen. Für mich nicht nachvollziehbar ist der unglaubliche Essensdrang, dem viele Menschen hier nachgeben. Geschweige denn der immense Alkoholkonsum. Mit Achtung meiner Gesundheit hat das für mich in den allermeisten Fällen nichts mehr zu tun. Es erschreckt mich viel mehr, welche Gier vieler Menschen hier an die Oberfläche kommt.

Ich persönlich esse lieber weniger als mehr. Einmal mehr spüre ich, dass ich nicht mit der breiten Masse schwimme, sondern lieber auf meinen Körper höre und achte, was ihm guttut. Bei nur wenigen Urlaubern spüre ich eine wahre, innere Zufriedenheit. Obwohl doch jeder im Urlaub ist und sich um nichts kümmern muss. Das finde ich zutiefst erschreckend. Wo ist nur unsere Dankbarkeit geblieben? So gut wie jeder giert nach Aufmerksamkeit von außen. Dieses Bewusstsein erschreckt mich einerseits, spiegelt für mich jedoch den allgemeinen Bewusstseinszustand der Menschheit wider. Es ist eine Wahrnehmung von mir, die mich jedoch in keiner Weise daran hindert, meinen, für mich richtigen Weg zu gehen. In aller Deutlichkeit spüre ich, dass Zufriedenheit, Glücklichsein und die daraus entstehende Dankbarkeit nur aus mir alleine entstehen und wachsen können. Im Kontakt mit diesen vielen Menschen hier erkenne ich dies noch viel mehr.

In dieser Woche will ich mir alle Zeit nehmen meinen Körper und vor allem meine Haut wahrzunehmen, ihn neu entdecken und kennenlernen. Morgens und abends pflege ich meine Haut mit Kokosöl. Das macht sie samtweich. Ich spüre, wie es sich anfühlt sie zärtlich zu berühren. Das habe ich bisher so stark abgelehnt und ist jetzt für mich eine wundervolle Erfahrung. Ich brauche nicht mehr vor mir davonzulaufen. Alles an mir kann und darf ich annehmen. Natürlich tragen die Sonne, das Meer und genügend Zeit für Entspannung auch zu diesem Wohlergehen bei. Die Massage, die ich mir in diesem Urlaub 3-mal gönne, unterstützt die Wahrnehmung meiner Haut noch zusätzlich. Mich von fremden Händen berühren zu lassen, ganz frei und unverkrampft.

Hier spüre ich, dass sich die Angst, an meinem Körper berührt zu werden, gelegt hat. Vielmehr nehme ich wahr, dass diese Massage meinem Körper, meiner Haut und damit meinem ganzen Wohlbefinden sehr guttut. Wie lange habe ich bisher vergeblich darauf gewartet diesbezüglich keine Angst mehr zu verspüren. Und hier erlebe ich noch zusätzlich, wie genussvoll solche Erfahrungen sein können. Diese neu gewonnenen Erkenntnisse sind so unglaublich wichtig für mich. Auch diese neu entdeckten Gefühle mit meinem Mann auszutauschen. Sie versuchen in Worte zu fassen und auszusprechen tut mir mehr als gut.

In meinem Innersten spüre ich, wie sehr ich mich in der Vergangenheit wehrte solche Emotionen zuzulassen. Das Gefühl, es nicht wert zu sein mir Gutes zu tun und mich verwöhnen zu lassen, schlummerte so lange und schmerzlich in mir. Wie lange mich diese übergroße Minderwertigkeit gefangen hielt? Aber nun darf ich wieder ein Stück loslassen.

Es ergab sich, dass wir mit einem Paar, etwa in unserem Alter, ins Gespräch kamen. Sehr schnell spürte ich die Schwere und Last, die unsere Urlaubsbekannte in sich trug. Seit geraumer Zeit spürte sie Antriebslosigkeit, Depressionen und sehr großen Energiemangel in sich. Für mich war es kein Zufall, dass wir ins Gespräch kamen, und das finde ich immer wieder erstaunlich, welche Wege und Begegnungen mir Gott und die Engel zeigen. Zu vieles hatte sie in ihrem bisherigen Leben nicht angeschaut, ausgesprochen und unterdrückt. Und nun wollte es an die Oberfläche. Um Schritt für Schritt angenommen und verarbeitet zu werden. Dankbar nahm sie einige Informationen von mir an. Wir wollten in Zukunft über WhatsApp in Verbindung bleiben. Ich freute mich für sie, dass sie selbst erkannte, dass in ihrer Vergangenheit, auch in der Kindheit, einiges dazu beitrug, dass sich bestimmte Verhaltensmuster in ihr festsetzten. Gerne gab ich aus meinen Erfahrungen heraus bestimmte Tipps an sie weiter.

Jedoch spürte auch ich in meinem Gegenüber, welche Gefühle bei mir ausgelöst wurden. Was in der Tiefe meines Seins noch schmerzerfüllt war. Sie hatte so wunderschönes kräftiges und seidiges Haar. Auch ihr Aussehen und Gesicht waren sehr schön und ebenmäßig. Für ihre 50 Jahre hatte sie kaum Falten. Wie sehr spürte ich diesen tiefen Schmerz in mir, über mein dünnes Haar und mein ungleichmäßiges Gesicht. Gerade hier im Urlaub, wenn man etwas schwitzt und einem der Wind immer um die Ohren bläst, war es für mich schlechthin unmöglich meine Haare einigermaßen in Form zu bringen, mit denen ich mich wohl fühlte. Tränen rannen mir über mein Gesicht. Diese Erkenntnis schmerzte so sehr. Noch dazu meine von sehr vielen Pickeln vernarbte Haut und viele, zum

Teil sehr tiefe Falten ließen mich einmal mehr in das große Jammertal verfallen. Mich und meinen Körper von ganzem Herzen zu lieben, lernte ich in meinem allerersten Seminar. Hierin lag die allergrößte Heilkraft. Wie weit war ich doch im Moment einmal wieder davon entfernt. Würde ich dies jemals in diesem Leben erreichen können?

Eine weitere Wahrnehmung kam hier für mich im Urlaub an die Oberfläche. Manche Frauen waren so schick gekleidet und auch sehr gepflegt. Einige hatten sich sehr schöne künstliche Nägel bei einer Maniküre aufsetzen lassen. Es waren auch welche dabei, deren Ergebnis mir nicht besonders gefiel. Hier wurde mir einmal mehr bewusst, wie wenig Wert ich auf mein Äußeres, geschweige denn auf die Pflege und Wertschätzung meines Körpers in der Vergangenheit legte. Das darf und werde ich in meiner Zukunft ändern.

In Gesprächen mit meiner Urlaubsbekannten fiel mir auch auf, wie sehr ich darunter litt mich nicht selbstsicher und mit kräftiger Stimme ausdrücken zu können. Sie war im Versicherungsbereich tätig und im sprachlichen Umgang sehr geübt und geschult. In solch einer Situation wird mir mein Herz schwer und es fühlt sich traurig an. Mein Selbstwertgefühl schwindet mal wieder zusehends. Werde ich es jemals schaffen aus dieser Spirale zu entkommen? Manchmal fühle ich mich wie in einer Achterbahn, so sehr hüpft und fällt mein Selbstvertrauen. Das kleine, verletzte Kind in mir schreit nach Liebe. Einige Zeit habe ich mich nicht mehr um dieses innere Kind in mir gekümmert. Nun spüre ich es auf und nehme es sanft in meine Arme. Eine wunderbare Wärme und Zufriedenheit breiten sich über uns beiden aus.

◆ ◆ ◆

Unsere Kinder schenkten meinem Mann und mir zu Weihnachten 2016 einen Tanzkurs. Er begann Anfang des Jahres 2017. Es macht uns beiden Spaß verschiedene neue Tänze zu lernen. Auch die Gruppe ist sehr nett. An einem Wochenende konnten wir an unserem gewohnten Termin nicht teilnehmen. Da es eine zweite Gruppe auf dem gleichen Level gab, sind wir auf diesen Tag ausgewichen. Als wir die Tanzschule betraten, standen gleich am Eingang neben der Theke zwei Paare. Für mich waren diese beiden Frauen sehr hübsch. Sofort überkam mich ein mächtiges Herzklopfen. Es wollte mir fast aus meinem Körper springen, so kräftig klopfte es. Eine übergroße Unsicherheit breitete sich über mir aus. Mein Selbstwertgefühl war mit einer Sekunde auf dem Nullpunkt angelangt.

Wie das hässliche Entlein kam ich mir vor. Mein Herz wurde so schwer und Tränen stiegen mir in die Augen. Dieses Gefühl „Was willst du denn, wenn wir da sind". „Bitte lieber Vater im Himmel, hilf mir diese so tief in mir sitzende Minderwertigkeit und Kleinheit zu heilen. Ich bin ein geliebtes Kind Gottes, nichts und niemand kann mir etwas anhaben", spreche ich in meinen Gedanken. Trotzdem fühlt es sich so schmerzhaft an. „Bitte ihr himmlischen Engel, helft mir an mich zu glauben. Ohnmacht und Hilflosigkeit kommen an die Oberfläche empor." Der Gedanke „Ich fühle mich nicht wohl in meiner Haut" macht sich wieder einmal in mir breit. Womit hängen diese Gefühle nur zusammen? Es sitzt so tief in mir verborgen. Noch kann ich dies nicht vollständig greifen.

FRISEUR

Neulich war ich beim Friseur. Da ich sehr feine Haare habe, wirken sie schnell strähnig und dadurch formlos. Auf der rechten Seite habe ich wie schon beschrieben noch weniger Haare. Den Gedanken mir Haarteile einarbeiten zu lassen hatte ich auch schon. Zuerst wollte ich aber versuchen durch einen guten Schnitt mit meinen Haaren zurechtzukommen. Deshalb entschied ich mich einen neuen Friseur auszuprobieren. Er hatte einen sehr guten

Ruf bezüglich seiner Haarschnitte. Wir fingen mit einer Beratung an. Dieser Friseur war ein Mann und hatte ein sehr feines Gespür für Menschen. Er bezog die ganze Figur und Proportionen mit ein. Seine Vorgehensweise war mir sehr sympathisch. Da er sich ein Gesamtbild von mir machen wollte, stellte er mir auch einige Fragen. Die meisten sicherlich in Bezug auf meine Haare, bisherige Pflege, Zeitaufwand, Pflegeprodukte usw. Eine Frage von ihm war unter anderem: „Wie möchten Sie sich gerne sehen?" Meine Antwort kam wie aus der Pistole geschossen: „Überhaupt nicht!" Diese Worte kamen aus der Tiefe meines Unterbewusstseins hervor. Entsetzt nahm mein Verstand diese Worte wahr. Warum wollte ich mich selbst nicht sehen, mich nicht anschauen? Mein Herz wurde schwer, Traurigkeit breitete sich aus über mir und Tränen rollten über meine Wangen. Was löste dies aus?

◆ ◆ ◆

Manches Mal will mir mein Verstand einreden, was soll denn jetzt noch in deinem Buch kommen, was willst du denn noch schreiben? Du hast doch schon so viele Aufgaben gelöst. Dann erinnere ich mich an das erste Buch. Da war ich bei der 2. Hälfte und in vollstem Vertrauen darauf die richtigen Worte niederzuschreiben. Auch voll Freude auf den nächsten Tag, welche Zeilen denn den Weg auf mein Skript finden würden. Und im Moment? Ja, da spüre ich, dass sich mein Verstand über mein Vertrauen zu mir selbst stellen will. Werde ich das zulassen? Ich spüre in mich hinein.

Neulich feierte meine Oma im Kreise der Familie bei guter Gesundheit ihren 96. Geburtstag. Selbstverständlich wurden bei diesem Anlass auch viele Bilder gemacht. Auf einem erkannte ich im Nachhinein, dass meine Haltung nicht aufrecht war. Mein Rückgrat war noch nicht gerade, noch nicht gestärkt. Hier erkenne ich, dass ich meine YOGA-Übungen wieder etwas vernachlässigte. Zu sehr habe ich mich wieder vom Außen beeinflussen lassen. Habe mich von zu vielen Nichtigkeiten bestimmen lassen. Bevor ich mich heute an meinen Block setzte, startete ich mit Yoga. Danach waren meine Lungen wie befreit und mein Brustkorb geweitet. Der Atem floss leicht wie eine Feder durch meinen ganzen Körper hindurch. Es fühlte sich wirklich gut an. Hier darf ich sicherlich wieder konsequenter werden, da ich ganz deutlich spüre, wie gut dies meinem Körper tut.

Die Verbindung zu Mutter Erde habe ich auch etwas vernachlässigt, barfuß zu laufen. Die Fußsohlen direkt auf dem Boden am besten im Gras in der freien Natur wahrzunehmen ist eine wunderbare Übung, um seinen ganzen Körper mit der Erde zu verbinden. Mit beiden Beinen am Boden stehen. Im Garten ist die Vegetation zu dieser Jahreszeit in ihrer vollsten Kraft und Energie. Die Stauden und Sträucher stehen in den Startlöchern und freuen sich nach dem Winterschlaf wieder in ihrer vollsten Pracht an die Oberfläche zu kommen, ihr wunderschönes Blütenkleid der ganzen Welt zu zeigen. Diese Frühlingszeit mit ihrer kraftvollen Energie und Schwingung ist für mich die beeindruckendste Zeit des Jahres.

Aus vorher kahlen Ästen und leblos wirkenden Zweigen entsteht neues Leben. Es kommen außergewöhnliche Grüntöne und eine einzigartige Farbenpracht zum Vorschein. Kein Mensch könnte solch eine Schönheit, wie sie die Natur hervorbringt, erschaffen. Bei diesen Zeilen bin ich einmal mehr von Gottes überwältigender Schöpfung berührt. Und dankbar, dass ich dies in meinem Herzen wieder wahrnehmen und spüren kann und darf. Wie viele Menschen gehen achtlos an solch einer Einzigartigkeit vorbei?

Mein Herz spürt einen Stich in seinem Inneren darüber. Auch die Natur und die Tiere sind aus Gottes wunderbarer Schöpfung entstanden. Wer gibt uns Menschen denn das Recht diese so undankbar zu behandeln? Ich für mich lebe nach dem Motto: „Was ich sähe, werde ich ernten." Deshalb gebe ich mir sehr große Mühe in Achtsamkeit und Respekt mit der Natur zu leben. Viele Heilkräuter wachsen von den allermeisten unbemerkt am Wegesrand. Wie würde sich unser Körper oft freuen damit behandelt zu werden anstatt mit künstlichen Chemiekeulen. Er würde genau wie die Natur im Frühling wieder zum Leben erweckt, mit neuer Kraft und Energie gestärkt werden. Zu sehr ist dieses Wissen im Einklang mit der Natur zu leben in unserer westlichen Welt verloren gegangen. Ganz einfach und kostenlos dürfen wir uns aus dem göttlichen Garten bedienen. Wissen wir, welches Geschenk hier verborgen liegt? Wann wachen wir endlich auf und kümmern uns wieder vertrauensvoll um uns, unseren Körper und die Umwelt, in der wir leben. Dazu gehört auch alle Negativität, die wir mit unseren Gedanken, Worten und Handeln erzeugen. Diese wirken wie Gift sowohl in unseren physischen und mentalen Körpern als auch als Energieform in unserer Natur, unserer Umwelt und damit auf unsere gesamte Erde.

Und dann sind da wieder Tage wie dieser. Eine übergroße Unruhe breitet sich in mir aus. Mein Herz klopft mir zum Hals. Meine Schweißdrüsen arbeiten mal wieder auf Hochtouren. Na klar, dass sich noch dazu viele, viele Pickel an der Oberfläche meiner Haut zeigen. Mein Gesicht glänzt und schaut ungesund aus. Ganz zu schweigen von meinen Haaren. Es bleibt wohl überflüssig zu erwähnen, wie hilflos und minderwertig ich mich in solchen Momenten fühle. Aber warum nur? Mein Herz klopft wie nach einem Marathon. Wovor nur laufe ich davon? „Vor mir", kommt es in meinen Gedanken an die Oberfläche. Wenn ich diese beiden Sätze zusammenfüge, kommt Folgendes heraus: Ich laufe vor mir davon. Nehme mich nicht so an, wie ich bin. Ist das wirklich so? Ich spüre in mich hinein. Wieder einmal rollen viele Tränen über meine Wangen. Es wird mir sehr schmerzlich bewusst, ja, dass ich gerne anders wäre, fülligere Haare hätte, eine bessere Haut, ein ebenmäßigeres Gesicht und mehr Selbstvertrauen.

Aber meine Seele suchte sich genau mich als diesen Körper aus, genau mit diesen Mäkeln und eben nicht „perfekt". Wobei sich mir die Frage von „perfekt" stellt. Und warum möchte ich denn anders sein? Mit der Güte und Liebe meines Herzens bin ich sehr zufrieden und dankbar. Auch weiß ich, dass am Ende meines Lebens in keiner Weise mein Äußeres zählt, sondern nur die Liebe, die ich in diesem Leben weitergegeben habe. Warum nur zählt dann das Aussehen so viel in unserer Gesellschaft? Weil die Mehrzahl der Menschen nicht mit dem Herzen sieht, sondern mit dem Verstand. Und genau das spüre ich im Außen der Menschen. Sie bewerten mein Äußeres und erkennen nicht die Liebe in meinem Herzen. Und ich? Hier spüre ich mehr als deutlich, dass ich noch nicht stark genug bin mich vom Außen unbeeindruckt zu fühlen. Im Gegenteil, ich spüre jeden Blick meines Gegenübers schneidend wie eine scharfe Klinge auf mein Gesicht gerichtet. Das fühlt sich mehr als schmerzhaft an. Wieder laufen Tränen über mein Gesicht. Kann ich das je heilen? Bitte liebster Vater im Himmel, hilf mir, mich so anzunehmen, wie ich bin.

Werde ich diese Aufgabe je in meinem Leben schaffen? An solchen Tagen wie diesen kommen riesige Zweifel in mir nach oben. Und wo ertappe ich mich nun? Ich bin einmal mehr im Jammertal gelandet, gebe mich voll und ganz der Opferrolle hin. An diesem Punkt gibt es nur 2 Möglichkeiten. Entweder ich bleibe in meinem Sumpf stecken und lasse es zu, dass mir alle Energie fehlt oder …? Das ist die Frage für mich. Wenn ich es mit einem Fingerschnalzen verändern könnte, wäre ich ja nicht hier gelandet. Ich verbinde mich mit Mutter Erde und mit der göttlichen Energie des Himmels und lasse diese Lichtenergie alle Negativität aus meinem Körper vernichten, um mich dann mit der wundervollen Energie der Liebe wieder zu füllen. An diesem Tag verweile ich etwa ½ Stunde in dieser goldenen Energieform.

Ich merke, dass mir das Vertrauen, zu mir zu stehen, verloren gegangen ist. Ganz deutlich nehme ich wahr, dass, wenn mich Ängste und Sorgen quälen, ich von der göttlichen Energie getrennt bin. Wie mit einem Seil abgeschnitten fühle ich mich dann, hilflos und alleine. Hier wird mir ganz deutlich klar, dass es nur eine Energieform in mir geben kann. Entweder die der Liebe oder die der Angst. Nun liegt es wieder einmal an mir, für welche ich mich entscheide. Folgende Affirmation:

Ich bin Licht, ich bin Liebe, ich bin Harmonie, ich bin Frieden

lasse ich im Gedanken durch meinen Körper fließen.

Auch wenn es mir noch nicht ständig gelingt nur in der Energie der Liebe zu sein, bin ich doch dankbar dafür, dass ich es mittlerweile erkenne, wenn ich von diesem Weg abgekommen bin. Zurückblickend auf die vergangenen 5 Jahre stelle ich fest, dass ich in dieser Zeit sehr viel gelernt, erkannt und auch verändert habe. Darauf bin ich wirklich sehr stolz. Jedoch will ich hier auch erwähnen, dass ich nach wie vor tagtäglich daran arbeite. Nur durch Ausdauer und Disziplin kann ein Erfolg entstehen. Ähnlich einem Marathon, der auch nicht mit einem einmaligen Training erzielt werden kann. So wie auch ein Buch nicht an einem einzigen Nachmittag geschrieben werden kann.

Tja meine Haut, ja damit bin ich noch nicht wirklich im Einklang. Mich von ganzem Herzen zu lieben, so wie ich bin, damit habe ich noch Schwierigkeiten. Mit diesem Thema will ich mich aber auseinandersetzen. Wie schon erwähnt, kaufte ich mir für mein Arbeitszimmer einen Standspiegel. Seit dieser Zeit setze ich mich fast täglich davor und betrachte mich darinnen. Manches Mal länger, manches Mal kürzer. Während dieser Zeit sprach ich in meinen Gedanken, wenn ich alleine war, auch laut diese Affirmation:

Ich liebe mich, so wie ich bin.

Dabei sah ich mir in meinem Spiegelbild in die Augen. Oberflächlich sah ich sehr viel Kummer und Traurigkeit.

Wenn ich lange und tiefer in diese Augen blickte, kamen eine große Warmherzigkeit und ein liebevolles Herz nach oben. Hier war ich an den Ursprung dieses menschlichen Wesens gelangt. Ich war bei meiner Seele gelandet. Dort kamen mir tiefste Liebe und Frieden entgegen. Ich fühlte mich an einem sicheren Ort. Weit weg von irgendwelchen Sorgen, weit weg von Äußerlichkeiten des Körpers. Hier war ich zuhause. Wo war dieses Zuhause und konnte ich regelmäßig dorthin gelangen? Für mich fühlt es sich so an, als ob ich bei Gott persönlich im Himmel bin. Diese Sanftmut und diese Güte sind so unglaublich, einfach nicht in Worte zu fassen. Für mich ist es das größte Geschenk solche Momente erleben zu dürfen. In seiner ganzen Vollkommenheit wahrzunehmen.

Vor Jahren stieß ich auf ein Buch über Heilkräuter von Maria Treben. Es kam mir auf der Suche nach Heilung für meine Haut wieder in die Hände. Welch erstaunliche Heilkräuter doch aus dem großen Garten unserer Mutter Natur wachsen. Mit Begeisterung las ich eine Seite nach der anderen. Da sind viele Kräuter zur Linderung meiner Hautprobleme dabei. Angefangen von der Brennnessel über Löwenzahn, Salbei bis zu Thymian und noch vielen mehr. Das Rezept für einen Familientee mischte ich mir schon seit einigen Jahren in der Winterzeit selbst zusammen. Aber nun wollte ich eine für mich abgestimmte Mischung zur Reinigung meines Körpers zubereiten. Viele dieser Kräuter und Gewürze wuchsen bereits in meinem Garten. Für dieses Jahr wollte ich mich selbst um einen Vorrat für den nächsten Winter kümmern, mich mit Korb und Schere bewaffnen und in Gottes wunderbarer Natur nach Kräutern zur Heilung und Stärkung meines Körpers suchen. Für den Moment deckte ich mich aber im Teeladen mit den gewünschten Kräutern ein. Gerade in der Frühlingszeit brauchte nicht nur unser Haus einen Frühjahrsputz. Auch mein Körper wartete darauf von den Schlacken des Winters befreit zu werden. Wieder neu zu erblühen, um mit Elan und Power in dieses Jahr zu starten.

APRIL

Immer wieder erlebe ich im Alltag, wie sehr die meisten Menschen doch mit der Masse schwimmen. Man macht dieses oder jenes, weil es halt so gemacht wird. Aber warum werden bestimmte Dinge so gemacht? Viele Menschen wissen auf solch eine Frage überhaupt keine Antwort. Das finde ich zutiefst erschreckend. Erstens zeigt es mir, dass sich der Einzelne in solch einer Situation damit nicht auseinandersetzt bzw. sich darüber Gedanken macht. Es sind viele Menschen dabei, die dies nicht einmal mehr wahrnehmen. Zweitens machen sie Dinge, die „man" eben macht. Hier lassen wir uns total von Anderen beeinflussen. Im vollkommenen Unbewusstsein gehen sie täglich vielen Aufgaben nach, ohne sich damit auseinanderzusetzen. Wo sind sie denn gelandet? Und vor allem warum sind sie dorthin gekommen? Völlig abgeschnitten von ihrem eigenem Selbst, ihrem Inneren, ihrem Körper und ihrer Seele. Und merken es nicht einmal!!!

Das ist für mich mehr als erschreckend. Wie soll ich einen Weg gehen, wenn ich den nicht kenne, der mit diesen Füßen läuft, in diesem Körper steckt? Das ist schlichtweg unmöglich. Deshalb sind ja auch sehr viele mit ihrer aktuellen Situation unzufrieden. Aus diesem Grund kommen viele Krankheiten an die Oberfläche, weil ihr inneres „Ich" endlich Gehör finden will. Was muss dieses „Ich" noch alles anstellen, damit wir es endlich wahrnehmen.

Aber wenn doch alle ständig am Handy sind und WhatsApp-Videos weiterschicken, muss ich das doch auch tun. Was werden meine Gegenüber denn denken, wenn ich nur kurz und knapp antworte oder nie ein Video weiterschicke? Was werden denn die Leute denken, wenn ich meinen Rasen nicht regelmäßig mähe, weil es mir vielleicht besser gefällt Blumen für die Insekten wachsen zu lassen. Wenn ich noch dazu den Löwenzahn in meinem Garten, wie sehr viele es tun, nicht spritze, sondern lieber für einen

Tee stehen lasse, weil er mir in den Wintermonaten bei Krankheiten nützlich sein kann.

Was werden denn die Leute sagen, wenn ich mich (wohlgemerkt auf dem Land) bei schönem Wetter einfach nur in den Garten lege und den ganzen Tag „nichts" mache. Die hat wohl nichts zu tun! Wobei ich mich hier um etwas sehr viel Wichtigeres kümmere, nämlich um mich und meine Seele.

Nun darf ich selbst entscheiden, welchen Weg ich in Zukunft gehen will und werde. Meinen Weg, der mich zu mir und meiner inneren Zufriedenheit führen kann, oder den Weg, den bisher die Mehrheit der Menschen geht, unbewusst und weit entfernt von mir. Ich kann ihnen aber versprechen, dass sie auf diesem zweiten Weg nie eine vollkommene Erfüllung finden werden.

WUT

So viele Menschen begegnen mir im Alltag, die voller Wut, Hass und Aggressionen sind. Sie wirken auf mich wie ein Luftballon kurz vor dem Platzen. Egal welchen Gegenüber diese Menschen im Außen treffen. Es wirkt wie die Nadel, die einen aufgeblasenen Luftballon zum Platzen bringt. Genauso reagieren solche wutgeladenen Personen. Die geringste Kleinigkeit bringt sie total aus der Fassung. Wobei sich der Gegenüber keiner Schuld bewusst ist und hier auch nicht der Grund, sondern nur der Auslöser unserer, in uns oft jahrzehntelang gehüteten und gepflegten Wut ist. Jedoch wurde uns dies in der Vergangenheit nicht gelehrt. Vielmehr gingen wir genau vom Gegenteil aus. An meiner Misere, Wut und meinem Ärger sind nur die anderen schuld. Weil diese ein so „doofes" Verhalten haben, werden wir gereizt.

Diese oder jene Personen haben uns das angetan, haben uns verlassen, lieben uns nicht … Diese Aufzählung ließe sich beliebig erweitern. Trotz allem gilt es hier zu erwähnen, dass uns in solchen Situationen unser Inneres, unsere verletzte Seele darauf aufmerksam machen möchte, dass wir Unfrieden in uns hegen und pflegen. Manches Mal sitzt diese Unstimmigkeit schon so lange in uns, vielleicht hat ihn unsere Seele schon aus einem anderen Leben mitgebracht. Nun möchte diese Wut endlich Frieden finden. Sie möchte angeschaut und dadurch verwandelt werden.

Diesbezüglich las ich erst kürzlich in einem Bericht von folgender Begebenheit. Eine Frau hatte schon jahrelang Streit mit einem Nachbarn. Sie hatte in der Vergangenheit bisher alles versucht, um den Streit zu schlichten. Bisher aber erfolglos. In einem spirituellen Seminar machte sie der Seminarleiter darauf aufmerksam, dass sie selbst noch sehr viel Unfrieden mit ihrem Vater in sich trägt. Dieser Unfrieden spiegelt sich im Außen an ihrem Streit mit dem Nachbarn wider. Der Seminarleiter gab ihr Tipps, um ihrem inneren Unfrieden zu begegnen und ihn loszulassen. Nach einer Weile war der Streit mit dem Nachbarn vollkommen verflogen. Es war, als hätte er nie stattgefunden.

In diesem Beispiel erkennen wir ganz deutlich, dass der Streit im Außen die Ursache im Innen hatte. Nur wenn wir solche Zusammenhänge annehmen, haben wir die Möglichkeit zur Heilung. Mit jeder Wut, die in uns an die Oberfläche kommt, können wir uns nun auf die Suche nach der Ursache machen. Fühlen wir in uns hinein, zurück in unsere Kindheit und helfen diesem verletzten Kind den Schmerz hinter sich zu lassen! Es wird sicherlich nicht mit einer einmaligen Aktion aus der Welt geschafft sein. Eine Heilung erfordert Zeit, um in sich zu gehen, Achtsamkeit, Geduld und Ausdauer. Es gibt viele wunderbar geführte Meditationen, die uns auf diesem Weg helfen und begleiten können. Fangen wir heute noch damit an. Lernen wir unser inneres Kind kennen und erleben wir ganz neu Frieden, Freude und unsagbare Liebe in unserem Herzen.

SCHWEIGEN

Manches Mal überkommt mich das Gefühl nichts reden zu wollen. Einfach nur die Stille wahrnehmen. In den beiden Seminaren, die ich besuchte, sowohl im Allgäu als auch in Griechenland, gab es jeweils einen Tag des Schweigens. Das war für mich damals etwas ganz Neues. Damit hatte ich bisher keine Berührung. Wenn ich aber beim Schreiben dieser Zeilen an mein Leben vor dem Zusammenbruch zurückdenke, wird mir bewusst, dass mir vieles zu laut vorkam. Anderen Personen ging es im Vergleich nicht so wie mir. Hier war ich, seit ich denken kann, schon immer geräuschempfindlich. Das Leisere, Sanftere war mir wesentlich lieber und das ist bis heute so. Ich habe eine Abneigung gegen laute, vollgestopfte Bierzelte, Diskotheken oder dergleichen. Hier kommen für mich die vielen unterschiedlichen Energieformen so vieler Personen auf engstem Raum noch erschwerend hinzu. Nach solchen Veranstaltungen fühle ich mich vollkommen ausgelaugt und erschöpft, meiner kompletten Energie beraubt. Bis ich mich davon wieder erhole, brauche ich einige Tage. Vorausgesetzt, ich habe in dieser Zeit viel Ruhe und Stille, um wieder Kraft zu tanken. Diese Zusammenhänge werden mir beim Schreiben dieser Zeilen erst richtig bewusst.

Als unsere Zwillinge in den Kindergarten kamen und ich vormittags alleine zuhause war, genoss ich diese Ruhe und Stille sehr. So gut wie nie lief bei mir ein Radio. Dieses ständige Gequassel strengte mich damals schon enorm an. Allerdings waren mir die Zusammenhänge zu diesem Zeitpunkt noch nicht bewusst. Wenn ich mit dem Auto unterwegs war, lief das Radio auch meist nur ganz leise im Hintergrund. Seit über einem Jahr höre ich im Auto weder Radio noch Musik.

Dieses Jahr fand in unserer Kirche wieder einmal ein Auferstehungsgottesdient am Ostersonntag statt. Um 5.30 Uhr begann

dieser zuerst mit einer kurzen Andacht im Freien bei einem Oster-
feuer, um im Anschluss in die Kirche zu gehen. Ich genoss im
Freien das Erwachen des Tages. Das Feuer loderte und knisterte.
Die Vögel erwachten mit freudigem Gezwitscher. Ich fühlte mich
Himmel und Erde so nahe. Mein Herz und meine Seele waren von
Liebe erfüllt. Aber selbst hier gab es bei einem Teil der Anwesen-
den keinen Halt. Schon um diese Zeit begann das endlose Reden.

Zurück zu den von mir erlebten Schweigetagen. Es war für mich
eine ganz neue Erfahrung. Wir waren an diesen Tagen jeweils sehr
viel in der Natur. Dort spürte ich zum ersten Mal, wie viel Kraft
und Energie sowohl in der Natur als auch in der Stille stecken.
Das wollte ich jedenfalls in Zukunft öfter in meinen Alltag ein-
fließen lassen. Anfangs gelang es mir noch nicht alles konsequent
umzusetzen. Aber rückblickend stelle ich fest, welches Geschenk
diese Zeiten des Schweigens, ganz mit sich selbst zu sein, sind.
Probieren Sie es einfach aus! Vielleicht starten Sie mit einem Tag
im Monat. Kein Reden, kein Handy, kein Radio, kein Fernseher,
kein Computer … Nur ganz alleine, wir bei uns. Das ist ein wunderbares Geschenk.

SEMINAR MIT THOMAS YOUNG

Schon seit längerer Zeit wollte ich gerne wieder einmal an einem
spirituellen Seminar teilnehmen. Das letzte Seminar, das ich diesbezüglich besuchte, war in Griechenland auf der Insel Lesbos
und mittlerweile fast 4 Jahre her. Immer wieder stöberte ich im
Internet auf verschiedenen Seiten. Dabei entdeckte ich nun ein
Herzöffnungsseminar mit Thomas Young. Es fand an einem Wochenende, nur etwa 1 Autostunde von meinem Heimatort entfernt, statt. Dieser Mensch hat eine wunderbare, humorvolle Art
Themen weiterzugeben. Ich durfte ihn schon einmal an einem
Abendseminar kennenlernen. Der Programminhalt hörte sich für
mich sehr spannend an. Das größte Geschenk für mich jedoch

war, dass sich mein Mann entschied auch mitzugehen. Ganz unvoreingenommen fuhren wir an jenem Samstagmorgen los. Ich freute mich schon sehr darauf.

Es war eine überschaubare Gruppe von etwa 20 Personen. Nach einer kurzen Vorstellungsrunde ging es auch schon los. Sehr viele Informationen wurden von Thomas mit viel Freude und Leichtigkeit an die Frau bzw. den Mann gebracht. Die durchgeführten Meditationen waren sehr intensiv, bewegend und liebevoll. Aufmerksam lauschte ich seiner Stimme. Viel, sehr viel Liebe durchdrang in diesen zwei Tagen unseren Geist und unseren Körper. Mir persönlich war ein Teil der Zusammenhänge bereits bekannt. Aber man lernt ja nie aus. In zum Teil sehr kleinen Gruppen wurden wir durch verschiedene Fragetechniken auf unsere Gedankenmuster aufmerksam gemacht. Erstaunliches, tief Verborgenes, immer noch Unbewusstes kamen an die Oberfläche. Hier finde ich es nach wie vor spannend, Neues in meinem Inneren zu entdecken. Unwahrscheinlich interessant finde ich es auch anderen Menschen zu begegnen mit ihren Geschichten, ihrem Schmerz und vielen außergewöhnlichen Erfahrungen.

Eine Aufgabe war es tief in die Augen meines Gegenübers zu schauen, bis wir auf den Grund seiner Seele vorgedrungen waren. Dort verborgen liegt unser wahrer Ursprung alles Seins, die reinste Liebe. Kristallklar, sanft, von goldenem Licht umgeben, in tiefsten Frieden gehüllt. Sich die Zeit zu nehmen, um bei seinem Gegenüber an diesen Punkt zu gelangen, erfüllt mein Herz mit unaussprechlicher Liebe. Große Dankbarkeit empfinde ich darüber solche Wahrnehmungen erleben zu dürfen. Wenn bei den Meditationen die Herzen jedes Einzelnen geöffnet werden, entsteht eine so unglaubliche Energie, die durch die ganze Gruppe noch verstärkt wird. Unsere Herzen strahlten vom gleißenden Licht der Liebe durchdrungen. Diese Gefühle und Empfindungen sind nicht in Worte zu fassen. Sie können nur mit dem Herzen gefühlt werden.

In den Pausen gab es viele Gespräche und Begegnungen mit einzigartigen Menschen. Für mich ist es so segensreich sich mit anderen Teilnehmern über Spiritualität und die vielfältigen Wege der einzelnen Personen auszutauschen. Es herrschte eine große, fast intime Offenheit, mit der sich in diesem Kreis die Gruppe begegnete. Das ist für mich einfach großartig. Jeder Teilnehmer hat individuelle Gaben und Fähigkeiten. Daraus ergibt sich auf dieser Welt ein wunderbares Ganzes. Manche Menschen haben, bisher noch außergewöhnliche, Fähigkeiten. Es sind Teilnehmer dabei, die die Sprache der Tiere verstehen können und an uns Menschen weitergeben möchten.

In meiner Kindheit, auf einem Bauernhof aufgewachsen, wurden die Tiere nur zur Nachzucht bzw. zum Schlachten gehalten. Wenn mir nun beim Schreiben dieser Zeilen bewusst wird, dass diese Tiere auch eine Seele und vor allem Gefühle haben, erschreckt mich die Tierhaltung, die ich aus meiner Kindheit kenne, zutiefst. Was hätten diese armen Wesen wohl erzählt, wenn wir ihre Empfindungen und Gefühle übersetzt hätten? Wären sie wohl mit der Haltung, der Pflege von uns Menschen und der Nahrung zufrieden gewesen? Die Vergangenheit jedoch lässt sich nicht mehr verändern. Für unsere Zukunft können wir das aber berücksichtigen und in einer anderen, sanfteren, liebevolleren Art und Weise mit den Tieren umgehen.

Eine andere Teilnehmerin fängt gerade erst an, sich die Fähigkeit, mit den Sternen zu kommunizieren, anzueignen. Sie folgt einem tiefen Drang in ihrem Inneren diesen Weg zu gehen. Immer wieder neue Wegweisungen sind ihr im vergangenen Jahr begegnet und haben sie in diese Richtung geführt. Ich hoffe für sie, dass sie ihre Gaben vollständig zur Geltung bringen kann. Hier spüre ich, welch ein Segen es für die ganze Menschheit wäre, wenn sich jeder auf den Weg zu seiner Lebensaufgabe machen würde. Ich freue mich in der Zukunft von den weiteren Wegen dieser Teilnehmer zu hören.

Noch eine ganz außergewöhnliche Frau durfte ich an diesem Wochenende kennenlernen. Sie hat die unglaubliche Fähigkeit mit Kristallen zu kommunizieren. In meiner Vergangenheit und bis heute haben auch mich Edelsteine und Kristalle in den Bann gezogen. Einige Bücher habe ich schon zu diesem Thema gelesen. Die Heilkraft und Quelle aus Gottes wunderbarer Schöpfung sind für mich mehr als erstaunlich. Ein Geschenk, das an vielen Menschen unbemerkt und achtlos vorübergeht. Diese Frau hat ein Buch über die Geheimnisse und Wesensarten der Kristalle geschrieben. Da es keine Zufälle gibt, hatte sie noch eines ihrer Bücher dabei, welches den Weg zu mir fand. Auf ganz sanfte und liebevolle Weise führt sie uns, ausgehend von der unsagbaren Liebe in unserem Herzen, in die geheimnisvolle und spannende Welt der Kristalle.

KRISTALLE

Kristalle sind Organe der Erde und für diese so wichtig wie die Organe für unseren Körper. In jedem Kristall sind individuelle Licht- und Heilenergien enthalten und gespeichert. Unsere Intuition lässt uns den für den jetzigen Moment richtigen Kristall finden. Sie sind alle in ihrem Ursprung ein reines hochschwingendes Lichtwesen. Sie senden diese Energie der bedingungslosen Liebe ununterbrochen an unsere Erde und damit auch an jeden einzelnen Menschen aus. Ein paar habe ich hier kurz zusammengefasst.

ROSENQUARZ

Er symbolisiert die reine, bedingungslose Liebe. Dieser berührt unser Herz ganz intensiv. Der Rosenquarz unterstützt die Liebe zu mir selbst, mich so anzunehmen, wie ich wirklich bin. Erst wenn wir uns selbst bedingungslos lieben können, erlauben wir es uns diese Liebe auch anderen Menschen entgegenzubringen. Erst dann sind wir frei zu lieben ohne Einschränkungen und Erwartungen. Er schützt uns bei äußeren negativen Einflüssen, wirkt schützend am Computer oder auch bei anderen elektromagnetischen Strahlungen. Dieser Kristall hilft uns den Weg unseres Herzens zu gehen, mehr und mehr auf dieses zu vertrauen und sich davon führen zu lassen, unseren Verstand in den Hintergrund treten zu lassen. Das wahre Glück, die wahre Erfüllung in unserem Leben, finden wir nur, wenn wir den Weg unseres Herzens gehen. In uns selbst ist die Quelle der göttlichen Liebe.

RAUCHQUARZ

Dieser Kristall unterstützt uns bei der Aufarbeitung tiefer Verletzungen oder Traumata, wieder in unsere Mitte zu gelangen. Er hilft uns dabei tiefsitzende, unterdrückte Emotionen loszulassen. Mithilfe dieses Kristalls gelingt es uns wesentlich leichter, vielleicht schon Jahrzehnte eingeschlossene, bisher unbewusste Gefühle anzuschauen, um sie damit aus unserem Energiekörper gehen zu lassen. In diesem Zusammenhang ist es wichtig, alle aufkommenden Emotionen zuzulassen, egal in welcher Form sie auftreten. Ob als Traurigkeit, mit Tränenausbrüchen, Wut mit Schreiattacken oder Ängsten, verbunden mit vermindertem Selbstwertgefühl. Es ist die Zeit, sich all diesen Gefühlen bewusst zu werden. Mit Unterstützung des Rauchquarzes gelingt es uns besser, diese fließen zu lassen, ohne dass sie uns zermürben. Dieser Kristall wirkt sowohl auf unsere Sinnesorgane, wie Schmecken, Riechen, Hören, Sehen und Fühlen, als auch im physischen Körper auf Nierenerkrankungen und die damit verbundenen Störungen. Die Kombination von Rosenquarz und Rauchquarz lässt sehr heilsame Energien fließen.

BERGKRISTALL

Der Bergkristall zeigt uns die Reinheit und Klarheit, so wie auch wir in unserem Herzen werden können. Er unterstützt uns dabei, uns so anzunehmen, wie wir sind, liebevolle einzigartige Wesen. Mit der Energie dieses Kristalls bekommen wir Zugang zu unserem Innersten, zur Quelle unseres Seins. Die Ausrichtung unseres Herzens wird durch ihn gestärkt. Unser Selbstbewusstsein, unser Konzentrationsvermögen und unser Denken können mit der Energie des Bergkristalls gefördert werden. In unserem Inneren dürfen wir wachsen und das Licht der wahren Liebe spüren, wie es uns die Reinheit dieses Kristalles zeigt.

AMETHYST

Er erinnert uns an die Ganzheit unseres Seins. Wir sind mit allem und jedem auf dieser Erde verbunden und doch ist ein jeder er selbst. Dieser Kristall wirkt stark reinigend, transformierend und belebend, sowohl auf unseren physischen als auch auf unsere feinstofflichen Körper. Jegliche Aufgaben der Transformation werden mit Hilfe dieses Steines harmonisch unterstützt. Bei der inneren und äußeren Heilung wirkt er sehr positiv. Ganz besonders unterstützt er uns bei Problemen mit unseren Atmungsorganen. Da seine Energie ausgleichend und harmonisch schwingt, wirkt sich dies auch sehr positiv auf unser Umfeld, wie Beziehungen, Wohnungen oder Häuser, aus. Ein tiefer Frieden wird in uns spürbar, wenn wir uns von der Liebe dieses Steines führen lassen.

◆ ◆ ◆

Sehr spannend war für mich an diesem Wochenende noch, Menschen zu begegnen und auch kennenzulernen, die sich auf den Weg des Bewusstwerdens gemacht haben. Aus allen beruflichen Schichten war das Interesse da. Die Altersstufe der Anwesenden umfasste das Alter von etwa 30 bis 80 Jahren. Jeder mit seinem individuellen Weg und seinen Aufgaben. Ein Teil, so wie auch ich, ist durch schwere gesundheitliche Probleme auf diesen Weg gekommen. Gottes Vielfalt von Fähigkeiten und Gaben wurden in dieser Gruppe sichtbar. Jeder Mensch unterscheidet sich in seinem Äußeren von den anderen. Durch tiefe Augenkontakte spürte man die Besonderheit seines Gegenübers, in jeglicher Hinsicht. Die Stimme, die Gesichtspartien, der ganze Körper, die tief verborgene Seele dahinter sind das Abbild des göttlichen Seins.

ENGEL

Neulich las ich ein Buch über Engel. Es war so sanft und liebevoll geschrieben. Von Ihnen gibt es eine so unglaublich große Anzahl. Für alle Bereiche unseres Lebens stehen Engel an unserer Seite. Das Einzige, was wir tun müssen, um mit ihnen in Kontakt zu treten, ist sie um ihre Hilfe zu bitten. Dann sind sie an unserer Seite, um uns zu helfen. Das klingt echt einfach, wir bräuchten diese wunderbare Hilfe der Engel nur mehr anzunehmen, nur mehr um Unterstützung bitten. Hier schaltet sich jedoch sehr schnell unser Verstand ein. Er will uns erzählen, dass es Dinge, die wir nicht sehen oder fühlbar messen können, nicht gibt.

Da liegt es nun an uns zu entscheiden, ob wir ein Vertrauen aufbauen wollen, welches wir im Außen nicht wahrnehmen können. Ein blindes Vertrauen in Gottes himmlische Helfer, die uns zu jeglicher Zeit und in allen Situationen unterstützend zur Seite stehen und uns helfen wollen. Ich für mich konnte diese Unterstützung in der Vergangenheit immer wieder erkennen. Durfte ganz außergewöhnliche Erfahrungen und Begegnungen machen. Sei es eine herzliche Umarmung, ganz warmherzige Worte an mich gerichtet, ein besonderer Windhauch in der Natur, besondere Wolkenkonstellationen, ganz einzigartige und außergewöhnliche Sonnenauf- und -untergänge.

Manches Mal hatte ich das Gefühl, dass mir nachts beim Schlafen jemand über meine Wange streichelt oder sich mein Herz zum Zerreißen öffnete. Ein anderes Mal hatte ich das Gefühl, dass ich nachts aufgeweckt werde, nur um fast wach zu sein, damit ich mich am anderen Morgen noch an die darauffolgenden liebevollen Gedanken erinnern konnte. Abends vor dem Einschlafen bitte ich die Engel des Friedens, der Liebe und Heilung um Segen für mich und meine Familie, für jeden Menschen, unsere Natur- und Tierwelt und die gesamte Mutter Erde. Ich danke allen Engeln und himmlischen Helfern, dass sie mich diesen Tag begleitet und mich und meine Familie vor allem Bösen bewahrt haben. Beim Erwachen am Morgen bitte ich die Engel um Schutz und Segen für mich, meine Familie und unser ganzes Anwesen für diesen Tag. Ich bitte sie mich bei meinen anstehenden Aufgaben an diesem Tag zu begleiten. Bei Krankheiten von mir oder in meinem Freundeskreis bitte ich auch hier die Engel um Unterstützung, damit diese Person den Weg zu seiner inneren Heilung erkennen und finden möge. Ich schließe mit dem Segen für diese Person.

In dem Buch über Engel las ich auch, dass diese sich auf sehr vielfältige Weise bemerkbar machen. Seit ich dieses Buch gelesen habe, bemerke ich an oft schwierigen Tagen eine Feder. Sie ist plötzlich da. An meinem Ärmel, im Haus auf einem Regal, draußen auf dem Boden, im Garten, beim Spazierengehen. Mittlerweile sammle ich diese Federn in einem Glas. Bei schweren Zeiten weiß ich nun, dass sich die Engel hier erst recht bei mir bemerkbar machen wollen. Das finde ich sehr berührend.

ÜBUNG MACHT DEN MEISTER

In meinem Umfeld gibt es ein paar Freundinnen, die sich auch mit dem Thema Spiritualität befassen. Manche schon sehr viele Jahre, viel länger als ich, manche sind noch am Anfang. Jedoch spüre ich bei ihnen auch sehr oft die Schwierigkeiten Erlerntes nachhaltig in die Tat umzusetzen. „Ja, theoretisch weiß ich das alles", entgegnen sie mir, „aber praktisch sieht es eben anders aus." Ich ermutige sie dann immer, weiter ihren Weg zu gehen und an sich zu glauben. Wie ein Sprichwort sagt: „Rom wurde auch nicht an einem Tag erbaut." Ich bitte sie in ihre Vergangenheit zurückzublicken, damit sie erkennen, wie viele Hürden sie in ihrem bisherigen Leben schon gemeistert haben. Erst da wird ihnen bewusst, welche Wahrheit darinnen liegt. Es ist ein Prozess sich von alten Energieformen zu lösen und das braucht eben seine Zeit.

Reinigungsarbeit, auch Transformation genannt, beinhaltet ein Lösen von Vergangenem, um bereit für Neues zu sein. Durch tägliches In-sich-Gehen, verbunden mit Ausdauer und Konsequenz, kann ich Heilung und dadurch Veränderung erreichen. Zusätzlich ist es wichtig seine Gedanken zu beobachten. Was denkt es in mir und über mich. Welche Gedanken sind in meinem Inneren über mein Aussehen, meine Talente und Fähigkeiten, meine Stärken vorhanden? Schätze ich mich wert mir etwas zu gönnen, darf ich die Fülle in meinem Leben annehmen oder wurden mir seit meiner Kindheit eher Sparsamkeit, Minderwertigkeit und Kleinheit antrainiert. Solche Erfahrungen machten die allermeisten Menschen in ihrer Kindheit.

Nun darf ich diese Zusammenhänge annehmen und erkennen, um sie aus meinem Leben zu entlassen. Eine sehr gute Möglichkeit hierfür ist, Erfahrungen und Gedanken, die bisher mein Leben beeinflussten, aufzuschreiben. Ich für mich zünde eine Kerze an, setze mich aufrecht hin, lasse meinen Atem frei fließen und spüre eine Ruhe und einen Frieden in mir und um mich herum. Am besten nehme ich mir etwa 1 Stunde vor und versuche in dieser Zeit nicht gestört zu werden. Dann fange ich an zu schreiben. Es ist nicht wichtig auf einen korrekten Satzbau zu achten. Der Inhalt, der den Weg auf das Papier findet, ist wichtig. Am besten versuche ich meine Gedanken in den Hintergrund treten zu lassen. Wichtig ist sich wirklich Zeit zu nehmen, nichts kann man erzwingen. Vielleicht sitze ich fast eine halbe Stunde, ohne ein Wort niedergeschrieben zu haben. Oder es sprudelt nur so aus meinem Inneren heraus und findet kein Ende.

Diese Worte warten vielleicht schon viel zu lange ungehört in meinem Inneren und nun wollen sie mit aller Kraft nach draußen. Wichtig ist mir die Zeit zu nehmen, die mein Inneres, die Sprache meiner Seele, braucht. Und mögen es Jahre werden. Wenn ich jedoch nicht anfange, werde ich mein Inneres nicht kennenlernen. Am besten ist es, wenn ich täglich den Kontakt zu meiner Seele suche. Für den Anfang wäre schon ½ Stunde sehr gut. Wähle ich täglich die gleiche Uhrzeit, wird es bald automatisch zu meinem Alltagsablauf gehören. Aus diesen Texten kann ich nun meine bisher unbewussten Verhaltensmuster erkennen und Schritt für Schritt verändern. Ich wünsche mir für jeden einzelnen Menschen, dass er sich auf die Suche nach seinem wahren Selbst machen möge. Für mich gibt es nur dort den reinen, tiefen Frieden und damit die wahre Erfüllung.

MUSIK

Für mich ist Musik etwas Wunderbares, ein Geschenk direkt vom Himmel. Es gibt so vielfältige Art und Weisen diese auszudrücken. Schon die unterschiedlichen Stimmen in Höhe, Klang und Volumen sind einzigartig. Wenn noch dazu die Vielfältigkeit von verschiedenen Instrumenten und die Liebe der einzelnen Personen dazukommen, wird für mich daraus ein himmlisches Musikerlebnis. Gerade dort, wo viele Personen zusammen spielen, ist es wichtig auf den anderen zu hören. Gibt jeder volle Lautstärke, kommt außer Geschepper nicht viel bei den Zuhörern an. Nur in einem Miteinander, mal laut, mal leise, die richtigen Noten aneinandergereiht, entsteht ein gelungenes Stück. Egoismus und Arroganz sind in einer Musikgruppe fehl am Platz. Für mich ist die Musik so vielfältig und einzigartig wie die gesamte Menschheit.

Es gibt viele Projekte, in denen, in sozial schwachen oder auch Kriegs Gegenden, mit Musikgruppen bzw. Aufführungen wahre Wunder an Freundschaften und Zusammenhalt entstanden sind.

Eine von vielen besonderen Musikgruppen hat sich unter anderem im Nahen Osten aus Mitgliedern von Israelis und Palästinensern gefunden. Ein Schweizer wiederum gründete eine Trommelgruppe mit Afghanen und Pakistanern. Es fördert das Gefühl von Zusammengehörigkeit und lässt Verletzungen und Verurteilungen hinter sich. Hier ließe sich eine Vielzahl von Beispielen aufführen.

Eine wunderbare Freundin von mir singt in einem Kirchenchor mit fast 40 Personen. Vergangenes Jahr gaben sie ein Konzert. Hier wurden sie von verschiedenen Instrumenten begleitet. Wahre Menschenmengen stürmten den Veranstaltungssaal. Es mussten noch viele Stühle herbeigeschafft werden. Am Ende waren über 700 begeisterte Zuhörer gekommen. Der Inhalt der Lieder liegt bei einem Kirchenchor, wie der Name schon sagt, in erster Linie im christlichen Bereich. Der Ausdruck und der Inhalt der Lieder waren einfach nur grandios. Es lag so eine Tiefe darin, welche man nicht in Worte fassen kann. Mir persönlich gefiel das Lied: „Meine Spuren im Sand" am besten. Dieser Abend war für mich Gänsehaut-Feeling pur. Die Lieder drangen bis in die Herzen der hintersten Reihen und erfüllten diese mit Liebe.

Für mich ist es ein Segen, dass unsere 3 Jungs sehr musikalisch sind. Jeder auf seine eigene Art. Da macht es mir Freude den Haushalt, bei musikalischer Umrahmung von einem der Jungs, zu erledigen. Musik ist für mich der Schlüssel zur Seele. Hier kann man einfach nur sein. Wenn ich alleine zuhause bin, singe ich auch sehr gerne. Nur für mich! Wenn ich das eine Lied auswendig gelernt habe und gut kann, fange ich an das nächste zu üben. Ich empfinde es für meinen Körper als sehr heilsam die Schwingung meiner Stimme zu spüren. Die unterschiedliche Vibration von hohen und tiefen Tönen im Inneren voll und ganz wahrzunehmen. Ich kann nur jedem Einzelnen empfehlen, dies an sich selbst auszuprobieren. Versuchsweise über einen Zeitraum von etwa 4 Wochen täglich ein Lied zu singen. Einmal lauter, einmal wieder leiser, vielleicht auch einmal nur zu summen. Wie fühlt sich unser Körper als Resonanzkörper an? Wie empfinde ich das Schwingen der Töne in mir? Hier wünsche ich jedem viel Freude beim Ausprobieren.

Ich möchte hier noch erwähnen, dass ich nach wie vor kein Radio höre, hier ist mir das Drumherum-Gerede zu viel und zu laut. Musik hat eine Schwingung, deshalb höre ich persönlich nur welche, die für mich von Herzen kommt. Hier habe ich verschiedene Interpreten, die mir sehr gut gefallen. Auch klassische Musik gehört meines Erachtens in diese Richtung. Diese hat eine sehr hohe Schwingung. Auf dem YouTube-Kanal gibt es viele wunderbare, sehr hoch schwingende Klangvariationen.

UNSICHTBARE SCHNÜRE

Bei Begegnungen im Alltag fallen mir immer wieder unbewusste Verhaltensmuster von Personen in meinem Umfeld auf. Die allermeisten von ihnen übernehmen genau die gleichen, ich nenne sie einmal „Macken", wie ihre Eltern. Diese wiederum bekamen bestimmte Muster auch schon von ihren Eltern mit. Wenn wir uns noch einmal klarmachen, dass 7 Generationen in uns gespeichert sind, sollten wir zu der Einsicht kommen, dass wir mit Sicherheit kein freies, selbstbestimmtes Leben führen. Dass dies durch diese energetischen Verbindungen überhaupt nicht möglich ist. Oft lehnen wir bestimmte Eigenheiten unserer Eltern noch zusätzlich ab und meinen uns zu entscheiden: „So wie meine Mutter/mein Vater will ich nicht werden!"

Für mich ist es durchaus positiv, solch eine Entscheidung zu treffen. Jedoch gilt es hier zu berücksichtigen, dass es energetische Gesetzte gibt. Das heißt, wenn ich mit meinem Denken, Sprechen oder Handeln etwas ablehne, in unserem Fall: „So will ich NICHT werden!", ziehen wir dies auf unbewusster Ebene an und entwickeln uns manches Mal noch extremer in diese Richtung. Unser Partner macht uns vielleicht viele Jahre später darauf aufmerksam, indem er uns sagt: „Du bist genauso wie deine Mutter/dein Vater!" Das erschreckt uns erst einmal. Vielleicht machen wir uns Gedanken dazu und fragen uns, wie es dazu kam, wodurch unser Leben in diese Richtung gesteuert wurde. Das ist schon ein erster Schritt zur Veränderung.

Als ich bei meinem ersten Seminar im Allgäu von diesen Zusammenhängen erfuhr, war ich nicht daran interessiert irgendwelche Verhaltensmuster meiner Eltern zu bewerten. Vielmehr wollte ich für mich wissen, wer oder was ich persönlich bin, was mich ausmacht, welche Gaben, Fähigkeiten oder was auch immer tief in mir stecken. Deshalb machte ich sehr, sehr viele Vater- und auch Muttermeditationen. Um mich davon energetisch zu lösen. Mich von diesen unsichtbaren Schnüren zu befreien. Wenn ich diese Verbindungen für mich gelöst hatte, waren auch meine Kinder davon befreit. Das war mir auch mehr als wichtig. Ich wollte sie von diesen Lasten, diesem unsichtbaren Rucksack befreien.

Auch wenn mir diese komplexen Zusammenhänge zum damaligen Zeitpunkt noch nicht komplett bewusst waren. Nun nach etwa 5 Jahren intensiven Meditationen und Bewusstseinsarbeit spüre ich, wie sich mein Körper, mein Geist und meine Seele mehr und mehr entfalten. Das ist ein großartiges Geschenk, ein wirklich unglaubliches Gefühl. Noch mehr freut es mich zu sehen, mit welcher Leichtigkeit sich unsere 3 Jungs ins Leben stürzen. Mit welcher Begeisterung sie viele ihrer Aufgaben angehen. Natürlich nicht alle, wir dürfen schließlich täglich dazulernen. Nur durch das Lösen von energetischen Verbindungen bin ich frei Entscheidungen zu treffen, die für mich und mein Herz stimmig sind.

Warum soll ich z. B. einen Jahrzehnte langen Nachbarschaftsstreit aufrechterhalten, dessen Ursprung ich überhaupt nicht kenne? Nur weil z. B. meine Eltern hierzu eine bestimmte Sichtweise hatten, heißt es nicht, dass ich diese auch für mein ganzes Leben übernehmen muss. Ich wünsche jedem Menschen, dass er die Erfahrung machen möge, wie es sich ohne diese Lasten der Eltern und der ganzen Ahnenreihe anfühlen kann. Zum Lösen dieser Muster gibt es mittlerweile viele, sehr gute Meditationen.

Da aber jede Seele in ihrem wahren Ursprung aus reinster Liebe geboren ist, ist somit in unserer Ahnenreihe auch diese Lichtenergie vorhanden. Nicht nur unsere eigene Seele hat Gaben und Fähigkeiten in sich verborgen, sondern auch die unserer Vorfahren. Wenn wir uns nun von den negativen Verknüpfungen unserer Ahnen gelöst haben, können wir anfangen all die Besonderheiten und Stärken dieser einzelnen uns verbundenen Seelen aufzuspüren und in uns wirken zu lassen. Auch dafür gibt es ganz wunderbare Meditationen. Hier kann ich nur immer wieder schreiben, dass es doch jeder für sich ausprobieren möge, um diese einzigartigen wunderbaren Veränderungen in sich wahrnehmen zu können.

WOHIN SIND DIE LIEBE UND DAS VERTRAUEN VERSCHWUNDEN?

Trotz allen Bemühens spüre ich am eigenen Dasein, dass es täglich neue Anfechtungen in meinem Leben gibt. Es sind Aufgaben, an denen ich wachsen und weitere Stärke erlangen darf. Manches Mal habe ich aber keine Lust dazu und möchte mich am liebsten in meinem Schneckenhaus verkriechen. Und keine Sorge, auch das dürfen wir. Wir müssen nicht nach außen stark sein, wenn wir uns im Innen nicht so fühlen. Es ist wichtig uns selbst zu erkennen und ehrlich zu uns zu sein. Jedoch sollen wir immer versuchen, wieder aus dieser Situation herauszukommen.

In bestimmten Situationen spüre ich, dass die Liebe, das Vertrauen in meinem Herzen abhandengekommen sind. Aber wohin und vielmehr durch was? Ich spüre in diese Begebenheiten hinein. Warum fällt es mir bei einem Gegenüber schwer, der die Fähigkeit hat, wie ein Wasserfall zu reden und alle umstehenden Personen von seiner Meinung überzeugen kann, zu bestehen. Meine Meinung weiterzugeben, auch wenn diese von seiner abweicht. Das Vertrauen zu mir selbst geht mir in solch einer Situation noch zu sehr verloren. Jeder von uns ist ein geliebtes Kind Gottes und darf so sein, wie er ist. In meinem Inneren spüre ich, dass durch den Verlust meines Vertrauens eine gewisse Angst in mir zum Vorschein kommt.

Da ich weiß, dass es nur 2 Energieformen im wahren Ursprung gibt, nämlich die der Liebe und die der Angst, bemerke ich beim Schreiben dieser Zeilen, dass mir durch das mangelnde Vertrauen somit auch die Liebe abhandenkommt. Das kann ich nur verändern, wenn ich im Vertrauen zu mir selbst wachse. Noch einmal spüre ich in solch eine Situation hinein, in der mein Vertrauen weniger wird. Ich bin nicht weniger wert als jemand, der die umstehenden Personen mundtot machen möchte, ihnen seine Meinung aufzwingen möchte. Ich darf so, und wirklich genauso sein, wie ich bin. Mir in solch einer Situation vertrauen. Diese Fähigkeit darf ich noch verstärken.

Beim Schreiben dieser Zeilen wird mir das auch immer wieder bewusst. Mein Verstand möchte mir dieses oder jenes Gegenargument für das weitere Vorgehen zum Schreiben dieses Buches aufführen. Wenn ich ihm Beachtung schenke, versiegen meine Gedanken. Sie werden holprig, mühsam, schwer, vor allem sind sie nicht mit Liebe gefüllt. Wenn ich ihnen jedoch keine Aufmerksamkeit schenke und mich voll und ganz auf mein Herz und die darin enthaltene Liebe konzentriere, spüre ich, wie mein Herz weiter und weiter wird, wie die Worte nur so aus meinem Inneren hervorquellen. Dann kann ich wahrhaftig die Quelle dieser Worte spüren und erkennen. Damit habe ich den Weg zu meinem Herzen und zur Liebe darin wiedergefunden. Das erfüllt mich mit tiefer Freude.

WANN FÄNGT VERGEBUNG AN ZU WIRKEN?

Wir haben nun Mitte Mai und ich spüre in mich hinein, wie sich der Missbrauch in mir und meinem Körper anfühlt. Seit dem Erkennen und Aufarbeiten dieses Themas bis heute sind nun etwa 6 Monate vergangen. Der Gedanke

> *Ich vergebe meinen Peinigern*

erscheint nur noch selten in meinem Kopf. Auch spüre ich in meinem Herzen kaum noch einen Groll oder Schmerz in mir. Anfangs konnte ich mir nicht vorstellen, wie es mir gelingen kann meinen Tätern zu begegnen. Konnte mir nicht vorstellen, dass dieser Stich in meinem Herzen jemals verebben würde. Bei jeder Begegnung habe ich vergeben. Anfangs nur anstrengend mit meinem Kopf, später von meinem Herzen aus. Wie fühlt es sich nun nach dieser Zeit an? Ich spüre Heilung, Frieden in mir. Es kommt vielmehr Mitgefühl für die Täter an die Oberfläche. So wie mein Körper und meine Emotionen viele Jahrzehnte in dem Schmerz gefangen waren, genauso lange sind auch meine Gegenüber von diesem Wissen und dieser Tat in sich gefangen. Ich fühle und sehe die körperlichen und seelischen Schmerzen in diesen Körpern.

Hier spüre ich, wie leicht es mir mittlerweile ums Herz geworden ist, wie viele Tränen ich hinter mir gelassen habe. Dadurch bin ich zu einer vorher nie gekannten Freiheit gelangt. Ich glaube, diese unbeschreibliche Freiheit hätte ich ohne den großen Schmerz, der mir damals begegnete, nicht erreichen können. Mein Kopf findet das echt paradox. Bei dem Wort Freiheit frage ich mich, was es für mich bedeutet, was ich darunter verstehe?

- Tiefe Liebe und Zufriedenheit in meinem Inneren zu spüren und wahrzunehmen.
- Vollkommen im Hier und Jetzt, ganz anwesend zu sein.
- Zu entscheiden, wie ich mein Leben täglich und dadurch meine Zukunft gestalten kann.
- So zu sein, wie ich wahrhaftig bin.
- Das Leben in vollsten Zügen zu genießen.
- Erfahrungen dankbar anzunehmen.
- So viel zu lieben, wie ich es mag.
- Mich über die Natur- und die Tierwelt zu freuen.
- Meinen eigenen Modestil zu entdecken.
- Alle Menschen als Geschöpfe Gottes zu betrachten.
- Mir mein erstes Auto zu wünschen, das nur mir ganz alleine gefällt und nicht nur den Zweck des Nicht-nass-Werdens erfüllt.
- Unseren Garten liebevoll zu pflegen, zu umsorgen und zu gestalten.
- Viel, ganz viel Zeit in der Natur zu verbringen.
- Alle anfallenden Arbeiten mit Ruhe, Gelassenheit und innerem Frieden zu erledigen.

KINDERWUNSCH

Wie ich bereits in meinem ersten Buch erwähnte, war es meinem Mann und mir nicht möglich auf natürliche Art und Weise Kinder zu bekommen. Viele leidvolle Jahre gaben wir diesen Versuch nicht auf, jedoch immer mit demselben Ergebnis. Das war für mich fast unerträglich, da ich Kinder wirklich über alles liebte. Nach vielem Abwägen entschieden wir uns schließlich für eine künstliche Befruchtung. In Erlangen gab es eine Arztpraxis, die sich hierauf spezialisiert hatte. Bei einem Informationsgespräch wurde uns die Vorgehensweise für eine Reagenzglas-Befruchtung erklärt. Es werden durch bestimmte Hormone mehrere Eizellen zur Reife gebracht. Diese werden dann außerhalb des Körpers mit den Samenzellen des Mannes befruchtet, daher auch der Name Retortenbabys.

In Deutschland ist es erlaubt maximal 3 befruchtete Eizellen wieder in die Gebärmutter einzusetzen. Danach bekommt man weiter Hormone zugeführt, um das Einnisten der befruchteten Eizellen in die Gebärmutter zu unterstützen. Es waren jedes Mal erschreckend viele Frauen in dieser Praxis. Hier wurde mir erst bewusst, wie viele Paare doch unter Kinderlosigkeit litten. Da die Anzahl der Frauen bei den einzelnen Untersuchungen sehr groß war, geht es dort sicherlich wesentlich unpersönlicher als bei seinem vertrauten Hausarzt zu.

Da sich andere Ärzte aus dem Inn- und Ausland auch auf diesem Gebiet spezialisieren wollten und dieser Arzt in Erlangen einen sehr guten Ruf bis weit über die Grenzen Deutschlands hatte, waren fast bei jeder Untersuchung weitere Ärzte, in meinem Fall nur Männer, anwesend. Wie fühlt man sich hier nur als Frau? Für mich persönlich war es eher demütigend. Und trotz allem nehmen bis heute zigtausend Frauen diesen Weg auf sich, nur um dem Wunsch nach Kindern nachzukommen. Doch vor allem, wie viele werden trotz dieser letzten Hoffnung auf Kinder nicht schwanger? Es mag einfach nicht klappen. Es waren Frauen dabei, die schon mehrere Versuche hinter sich hatten. Bei mir war eine hübsche junge Frau dabei, die schon den 9. Versuch probierte.

Wie groß muss hier die Enttäuschung sein, wenn es ein weiteres Mal nicht klappt? Wie viele Stunden, Tage, Wochen haben diese Frauen des Hoffens und Bangens und des wiederholten Verlustes hinter sich? Dieser Schmerz und diese Enttäuschung lassen sich nicht in Worte fassen. Wie viele Frauen verschlossen dadurch ihr Herz, verfielen in Traurigkeit, Verbitterung und Depressionen?

Wie viele Ehen zerbrachen wohl darunter? Meinem Mann und mir wurde das Geschenk eines rosigen gesunden Jungen gegeben. Gleich beim allerersten Versuch war ich schwanger. Während der Anfangszeit bekam ich noch sehr viele Hormone verabreicht. Diese sollten das Einnisten der befruchteten Eizellen unterstützen. Jedoch wuchsen damit auch die vielen anderen, auch zur Befruchtung gereiften Eizellen mit. Dadurch war mein Bauch schon zu Anfangszeiten aufgebläht wie im 4 Monat. Meine Eierstücke waren so enorm gewachsen, dass ich dadurch solche unerträglichen Schmerzen hatte wie bis heute noch nie in meinem ganzen Leben.

Bei Gallenkoliken musste ich mich vor Schmerzen übergeben. Meine 3 Jungs habe ich alle auf natürlichem Wege geboren. Jedoch war bis heute für mich nichts so schmerzhaft wie die ersten 3 Monate nach der künstlichen Befruchtung. Hier war ich deshalb bei beiden Schwangerschaften im Krankenhaus und bekam Infusionen mit Schmerzmitteln. Es ist enorm, wenn man vor lauter Schmerzen dem Bewusstseinsverlust nahe ist. Wenn diese Schmerzen nachlassen, ist es wahrlich ein Geschenk. Für mich ist das sicherlich der Grund, warum ich bei überflüssigem Wehleiden eher abweisend reagiere. Das Gleiche gilt für mich auch, wenn sich Eltern abwertend über ihre Kinder äußern.

Täglich bekomme ich solche Redewendungen mit, ob auf der Arbeit, beim Einkaufen oder im Bekanntenkreis. Man könnte meinen, über seine Kinder jammern gehört zum guten Ton. Ein sehr bekannter spiritueller Lehrer sagte einmal: „Was man nicht achtet und wertschätzt, wird man verlieren!" Ich wünsche niemandem solch eine Erfahrung machen zu müssen. Vor allem wenn es sich um den Verlust eines Kindes handelt. So wuchs unser Sohn, innig geliebt von uns, auf. Trotz der vielen unangenehmen Erfahrungen der ersten künstlichen Befruchtung entschied ich mich, es war ja in erster Linie meine Entscheidung und Prozedur, nochmals für eine künstliche Befruchtung. Auch dieser Weg war nicht leichter, angenehmer und schmerzfreier als der erste. Hier wurden uns noch einmal 2 gesunde Jungs geschenkt. Die Schwangerschaften liefen bei mir nicht ohne Komplikationen ab. Ich musste mich sehr schonen und viel liegen, was bei der 2. Schwangerschaft mit schon einem Kind nicht ganz einfach war.

Mit den Jahren jedoch kehrte in unserer Ehe ein gewisser Alltag ein und es gab sehr viel Streit zwischen meinem Mann und mir. Zum damaligen Zeitpunkt kannten wir ja noch keine unbewusst wirkenden Muster, die wir beide von unseren Eltern mitbekommen hatten. Da ich von außen so gut wie keine Unterstützung für mich, die Kinder, den Haushalt, Garten … hatte, fühlte ich mich sehr oft vollkommen erschöpft. Für mich existierte ich nur noch. Ich wollte allen, vor allem den geliebten 3 Jungs gerecht werden und spürte doch, wie sehr ich dabei das Gefühl zu versagen hatte. Das erste halbe Jahr mit den Zwillingen ging ich oft mit Tränen ins Bett und wachte vor Erschöpfung mit Tränen auf. Wo war nur alles geblieben? Am meisten machte mir der nach wie vor anhaltende Streit in unserer Ehe zu schaffen. Sehr viel Energie und Lebensfreude waren dadurch aus meinem Körper verschwunden.

JUNI

Der Juni ist für mich nach wie vor mit einer der schönsten Zeiten im Jahreskreislauf. Die Natur zeigt sich in ihrem schönsten Kleid. Unsere ganze Familie verlegt in der Sommerzeit, soweit es geht, alles nach draußen in den Garten. Am Wochenende beginnen wir den Tag schon mit dem Frühstück in freier Natur. Unter der Woche esse ich dann meistens alleine mittags im Garten. Danach gönne ich mir etwa 1 Stunde Pause. Im Liegestuhl beobachte ich die Pflanzen und Stauden, Käfer, Insekten und sonstiges, was um mich herum passiert. Täglich gibt es Neues zu entdecken. In dieser Woche flog ein recht großer Käfer eine Weile an meiner Seite. Er leuchtete himmelblau bis türkis in einer Farbintensität, wie ich sie noch nie zuvor gesehen hatte.

Nachdem die Frühlingsblüher nun ihre Blüten abgeworfen haben, erscheinen täglich viele neue Blüten und Wunder in unserem Garten. Seit einigen Jahren wächst eine Baumrose an unserem Zwetschgenbaum. Sie bringt Jahr für Jahr mehr Blüten zum Vorschein. Vergangene Woche war der Strauch noch voller Knospen und schon 2 Tage später leuchteten gefühlt hunderte von rosa Blüten und verströmten einen wundervoll lieblichen Duft. Deshalb bin ich auch täglich im Garten, um nicht einen einzigen Augenblick dieses wunderbaren Schauspiels zu verpassen. Manches Mal streichelt der warme Wind zärtlich über die Blüten und Blätter der Pflanzen. Hier habe ich das Gefühl, Gott persönlich liebkost seine Schöpfung.

Den Blick zum Himmel finde ich auch immer außergewöhnlich. Manches Mal leuchtet dieses Blau in einer Farbe, für die es für mich keine Definition mit Worten gibt. Auch die Wolken ziehen vorüber, so einzigartig und außergewöhnlich, dass man dies nur mit dem Herzen fühlen und wahrnehmen kann. Mal gibt es kleine, mal größere Haufen von Wolken, ein anderes Mal sind es nur Schleier bzw. Berge. In jedem Augenblick ändert sich ihr Aussehen und ist unwiederbringlich vorbei, um der nächsten Konstellation Platz zu machen. Hin und wieder leuchten wunderschöne Regenbogen am Himmel. Ab und zu sind es sogar 2, noch seltener 3 zur gleichen Zeit. Sie leuchten in Farben, die niemals von Menschenhand erschaffen werden können.

Faszinierend und ergreifend sauge ich solche Bilder in meinem Inneren auf. Stundenlang kann ich dem Ziehen der Wolken nachschauen. Faszinierend sind für mich immer wieder die so vielfältigen Abstufungen zwischen den einzelnen Blautönen, gemischt mit den weißen bis grauen Akzenten. Kein Mensch auf dieser Erde könnte jemals eine solch gewaltige Vielfalt zustande bringen. Und wie viele Menschen gehen so achtlos mit diesen Wundern unserer Schöpfung um? Das erschreckt mich immer wieder aufs Neue.

DRUCKFREIGABE FÜR MEIN ERSTES BUCH

Im Juni dieses Jahres (2017) war es dann so weit, dass alles für das erste Buch fertig war. Das Layout war vom Verlag erstellt worden. Mit dem Ergebnis war ich sehr zufrieden. Die Lektorin hatte den letzten Feinschliff am Text vorgenommen und mir diese Datei zur Durchsicht zukommen lassen. Ich las mir alles noch einmal sehr gewissenhaft durch. Es waren meine Erfahrungen, meine Erlebnisse. Für mich fühlte es sich erstaunlich an sein eigenes Buch zu lesen. Jede Erfahrung darin kam für mich bildlich noch einmal an die Oberfläche. Würde es mir gelingen andere Menschen damit anzuspornen sich selbst auf die Suche ihres eigenen Lebensweges zu machen? Das war für mich jedenfalls mein Ziel.

Es war das eine, ein Buch zu schreiben, wenn nun aber die Veröffentlichung immer näher rückte, kamen schon Zweifel und Ängste in mir nach oben, dem Ganzen auch gewachsen zu sein. Auf der einen Seite wartete ich nun natürlich darauf, dass dieses erste Buch auf den Markt kam, auf der anderen Seite spürte ich aber auch ganz deutlich, dass ich in diesem Jahr, seit Unterzeichnung des Vertrages im August 2016 mit dem ausgewählten Verlag, noch sehr viel bisher Unterdrücktes an die Oberfläche holte. Weiterhin habe ich all meine Erlebnisse festgehalten. Daraus ist ein zweites Buch entstanden, das nun mittlerweile auch schon fast vollständig ist. Noch vor einem Jahr konnte ich mir nicht vorstellen, schon ein zweites Buch geschrieben zu haben, noch bevor das erste auf dem Markt war. Ich spüre aber, dass diese Zeit für mich enorm wichtig war, um weitere Dinge anzuschauen, aus meinem Inneren zu entlassen und damit noch mehr in meine Kraft und dem Selbstvertrauen mir gegenüber zu kommen.

Der Gedanke an zukünftige Auftritte in der Öffentlichkeit fühlt sich für mich sehr durchwachsen an. Mein Verstand sucht alle möglichen Hindernisse, die mich verunsichern wollen. Die bisher erarbeitete Kraft und Stärke sowie mein Selbstbewusstsein schwanken dadurch noch sehr. Sie wollen mich immer wieder in die Kleinheit drängen. In solch einer Unsicherheit spüre ich auch eine Enge in meiner Kehle. Meine Stimme wird leiser und ausdruckschwächer, kommt immer wieder ins Stocken. Warum nur lasse ich mich von anderen Menschen so stark beeinflussen? Ich habe für mich ganz bewusst den Weg der Liebe gewählt und doch gelingt es mir noch nicht immer diesen Weg in aller Konsequenz zu gehen. Darin darf ich noch wachsen. Das ist ein sehr großer Wunsch von mir, um mit meinen Erfahrungen Hilfe und Unterstützung für andere Menschen zu sein. Fühle ich mich mittlerweile wirklich gewachsen, der neuen für mich noch ungewissen Zukunft entgegenzugehen? Wie schon öfter in diesem Buch erwähnt, kann ich hier keine Erfahrungen machen, wenn ich diesen Weg nicht ausprobiere. So stelle ich mich nun meiner Zukunft!!!

TIEFSITZENDE ÄNGSTE

Und immer wieder sind noch solch enorme Ängste in mir. Begleitet von rasendem Herzklopfen, Unwohlsein und starkem Schwitzen. Mein Herz klopft so stark, dass es fast aus meinem Körper springen möchte. Woher kommen diese Gefühle in mir nur? Wo sitzt ihr Ursprung? Da ich mich im Moment auf das Erscheinen meines ersten Buches vorbereite, sehe ich hierin sicherlich einen der Auslöser. Aber welches Gefühl verbirgt sich dahinter? Kommt der Ursprung dieser Angst aus diesem meinem aktuellen Leben oder sitzt er ganz tief noch von früheren Inkarnationen in mir? Ganz deutlich stelle ich fest, dass beim Auftreten der Angst das Gefühl der Liebe in den Hintergrund tritt. Es gelingt mir nicht in der Liebe zu sein und vor allem zu bleiben, wenn sich die Angst in mir breitmacht.

Ich erinnere mich daran, dass ich noch vor meinem Zusammenbruch bei einem russischen Masseur in Nürnberg war. Durch einen Kinesiologiekurs bin ich auf diesen Mann aufmerksam geworden. Da ich mich damals schon sehr oft müde und erschöpft fühlte, entschied ich mich einen Termin bei ihm wahrzunehmen. Im Nachhinein glaube ich, dass auch er ein Heiler ist und viele meiner schrecklichen Erfahrungen sowohl in diesem als auch in anderen Leben erkennen konnte. Er arbeitete mit Heilmassagen, dadurch spürte ich sehr viel positive Energie durch meinen Körper fließen. Zum damaligen Zeitpunkt nahm ich jedoch keine weiteren Termine bei ihm wahr. Am Ende dieses Termins schrieb er mir einige homöopathische Mittel auf, die ich bei innerer Unruhe und Ängsten nehmen konnte. Er erkannte schon diese für mich überaus großen Ängste in mir.

Ein weiteres Erlebnis meiner Ängste war, als ich einen unbefristeten Arbeitsvertrag bei meinem jetzigen Arbeitgeber, über 25 Stunden pro Woche, erhielt. Vorher sollte ich noch 2 Wochen Resturlaub nehmen. In diesen 2 Wochen kam eine extrem große Unruhe in mir auf. Auch damals dachte ich, mein Herz würde gleich aus meinem Körper herausspringen. Vor lauter Unruhe und Herzklopfen konnte ich nachts nicht schlafen und tagsüber kaum einen klaren Gedanken finden. Damals war ich bei einer homöopathischen Ärztin, die mir nur 2, sehr hochpotenzierte Globuli in meinen Mund gab. Diese wirkten schon auf dem Nachhauseweg. Am nächsten Tag schienen mir meine Sorgen und Gedanken fast lächerlich.

Auch damals kamen diese tiefsitzenden Ängste in mir an die Oberfläche. Die Angst es nicht zu schaffen. Aber was nicht zu schaffen und warum? Und genau diese Gefühle sind nun wieder aktuell geworden. Schon sehr oft und langanhaltend spürte ich die Kraft der bedingungslosen Liebe in mir. Wie konnte ich diese wieder zurückerlangen? Wie konnte ich meine Ängste überwinden? Gab es verschiedene Ängste? Gründete der Ursprung auf einer Begebenheit oder auf mehreren? Viele Fragen drängten sich an die Oberfläche. Würde es mir gelingen diese Ängste jemals zu überwinden? Ich versuche sie näher zu betrachten:

ANGST MEINE STIMME ZU GEBRAUCHEN

Im Zusammenhang mit meiner Stimme ist mir schon oft aufgefallen, dass ich bei einem Unwohlsein oder einer Unsicherheit gestottert habe. Auch ist meine Stimme dann eher leise und zurückhaltend. In der Kindheit wollte ich nie auffallen und Aufmerksamkeit erregen, aus Angst vor einem weiteren Missbrauch. Beim Schreiben dieser Zeilen spüre ich, wie tief dies alles noch sitzt. Ich darf lernen meine Stimme zu gebrauchen, sowohl in einer angemessenen Lautstärke als auch in unterschiedlichen Tonlagen. Mittlerweile habe ich gelernt, dass ich alle anstehenden Gedanken und Aufgaben in eine positive, unterstützende, gleichzeitig heilende Affirmation umwandeln kann. Für die aufkommende Angst und Unsicherheit in meiner Stimme definiere ich mir folgende Affirmation – folgenden Glaubenssatz:

Ich öffne mich dem freien Fluss meiner Stimme.

Ich öffne mich meine Worte frei fließen zu lassen.

Es ist mir bewusst, dass diese nicht nach einer einmaligen Anwendung Heilung bringen, aber täglich, ausdauernd angewendet, zusätzlich bei akuten Angstzuständen, erreichen Sie nach Wochen das Ziel der Heilung.

ANGST SICH ZU ZEIGEN, ZU PRÄSENTIEREN

Auch das ist ein wichtiger Punkt in meinem Leben. Bei Veranstaltungen zog ich es in der Vergangenheit vor, lieber im Hintergrund zu sein, von dort aus zuzuhören. Am liebsten saß ich in einer der letzten Reihen, um nicht gesehen zu werden und keine Aufmerksamkeit auf mich zu lenken. Auch hier habe ich das Gefühl, dass der Missbrauch in meiner Kindheit noch damit zusammenhängt. Ein weiterer Grund für die Angst mich zu zeigen ist sicherlich meine unreine, vernarbte Haut und meine sehr dünnen und feinen Haaren. Mich in meinem Körper rundherum wohlzufühlen ist hier nach wie vor noch eine große Aufgabe für mich. Auch zu diesem Thema überlege ich mir einen heilenden Glaubenssatz:

Ich stehe voll und ganz hinter mir, in meinem ganzen Sein.

Ich nehme mich so an, wie ich bin, als geliebtes Kind Gottes.

ANGST VOR NEIDERN – ANGST DIE WAHRHEIT ZU SAGEN

Tief in meinem Inneren bin ich ein friedliebender gutmütiger Mensch. Beim Aufschreiben dieses Satzes spüre ich, dass ich Konflikten stets aus dem Weg gegangen bin. Erstens wollte ich keinen Streit und zweitens fühlte ich mich klein und schwach, nicht in der Lage angemessen argumentieren und kontern zu können. Seine ehrliche Meinung nicht weiterzugeben ist sicherlich eine Möglichkeit Konflikten aus dem Weg zu gehen. Bringt mich das jedoch in meiner Entwicklung weiter? Ein klares NEIN erscheint mir hier als Antwort. Nur wenn ich mich meinen Aufgaben stelle, werde ich sie auch lösen können.

> *Alle negativen Gedanken, Worte und Taten mir gegenüber wandle ich in Liebe um und schicke sie 100-fach zurück.*

ERWARTUNGEN

Neulich traf ich eine Bekannte. Sie hatte sich am Arm verletzt und war dadurch einige Wochen arbeitstechnisch sehr eingeschränkt. Sie schilderte mir ihre Erfahrungen mit dieser Situation und ihre Zeit danach. An bestimmte Personen hatte sie sehr große Erwartungen. Diese hätten sie mehr umsorgen sollen, öfter anrufen, besuchen, abholen … Andere wiederum boten sich an ihr zu helfen, sie zu unterstützen, das wiederum lehnte sie mit der Begründung ab: Diese Personen jedoch würden zu viel wieder zurückerwarten. Warum verhalten wir uns so? Auf der einen Seite möchten wir, dass wir Unterstützung bekommen, auf der anderen Seite wollen wir diese nicht annehmen. In seinem Inneren ist dieser Mensch sehr gespalten. Diese große Erwartungshaltung spiegelt ihm sein Inneres wider. Er hat zu große Erwartungen an sich, die er glaubt nicht erfüllen zu können. Schon in seiner Kindheit hat dieser Mensch solche Erfahrungen gemacht und diese wirken sehr deutlich bis heute in seinem Leben. Erst wenn uns diese Zusammenhänge bewusst werden, können wir sie verändern.

Dies gilt auch für die nächste Situation. Von anderen Menschen nichts annehmen zu können. Tief in unserem Unterbewusstsein ist hier verankert, dass man nichts ohne Gegenleistung annehmen kann. Als Kind wurde uns schon beigebracht für jedes und alles Danke zu sagen. Das ist ja durchaus lobenswert. Jedoch sollte dieses Danken aus dem Herzen kommen und nicht als Pflichtübung der Kinder, von den Eltern streng anerzogen. Würden wir das Danken mit dem Herzen als Eltern unseren Kindern vorleben, hätten diese wiederum im Erwachsenenalter weniger Probleme etwas dankbar annehmen zu können.

Einige Beispiele an Erwartungen, die von uns Eltern unseren Kindern gegenüber, oft schon im Kleinkindalter, unbewusst weitergegeben werden:

Die Eltern haben eine Firma aufgebaut und möchten, dass der erstgeborene Sohn diese „selbstverständlich" weiterführt, wenn er das entsprechende Alter dazu hat.

Einen guten Schulabschluss, sonst wird ja nichts aus unserem Kind. Sicherlich wollen die Eltern immer nur das Beste für ihre Kinder. Aber lassen wir ihnen doch die Freiheit ihre Gaben und Fähigkeiten selbst zu entdecken. Wenn sie regelmäßig von den Eltern zu hören bekommen, dass sie faul sind und damit sicherlich keinen anständigen Beruf bekommen, wie sollen unsere Kinder dadurch ihre Persönlichkeit und ihre eigene Stärke entwickeln? Leben wir unseren Kindern vor, wie sich ein verantwortungsvolles Leben in Liebe, Freude und Harmonie anfühlt. Hören wir unseren Kindern zu, unterstützen wir sie dabei, geben wir ihnen die Möglichkeit Zugang zu ihrem Herzen zu finden.

Was wenn ein Kind schon von Kleinkind an von seinen Eltern hört, das Schlimmste für diese wäre, wenn es gleichgeschlechtlich wäre. Welch enormer Druck würde wohl auf diesem Kind liegen, wenn es Gefühle in diese Richtung hätte? Sein ganzes Leben lang würde diese Erwartungshaltung seiner Eltern auf dem Kind lasten. Es hätte nie die Möglichkeit sich in seiner Persönlichkeit frei, geliebt und so angenommen zu fühlen, so wie es tatsächlich ist.

VERTRAUEN

Manches Mal habe ich das Gefühl, mein Verstand und mein Herz spielen Pingpong miteinander. Wenn ich bestimmte Situationen aus meinem Herzen heraus betrachte, sind sie total stimmig für mich. Mein Verstand will mich aber von etwas ganz anderem überzeugen. So ist beispielsweise für mich dieses aktuelle Buch schon sehr weit fortgeschritten, man könnte sagen auf der Zielgeraden, trotz allem weiß ich, dass es noch nicht komplett ist. Mein Verstand will mir dann einreden:

- Was soll denn noch kommen?
- Du hast doch schon alle Themen in deinem ersten Buch niedergeschrieben.
- Wenn jetzt bald das erste Buch auf dem Markt ist, hast du sowieso keine Zeit mehr dich weiter um das Schreiben zu kümmern.
- Denkst du wirklich, dass deine Bücher jemanden interessieren?
- Bildest du dir, auf dem Land aufgewachsen, tatsächlich ein, Bücher mit ansprechendem Inhalt schreiben zu können.

Dieser mein Verstand ist einmal mehr sehr deutlich und ich spüre, dass ich mich noch zu oft von ihm leiten lasse. Aber wer hat die Macht über meine Gedanken? Nur ich selbst kann das verändern. Mein Herz spricht in vollkommen anderen Worten zu mir:

- Seit deinem Zusammenbruch hast du enorm viele positive Veränderungen erlebt und täglich spürst du die Ergebnisse davon.
- Du hast angefangen ein Buch zu schreiben und hast immer die richtigen Worte zur richtigen Zeit erhalten, warum sollte es nun bei diesem aktuellen Buch nicht auch so sein?
- Ich, dein Vater im Himmel, halte dich immer an der Hand und werde dich nie alleinlassen, wohin auch immer du gehst, wo auch immer du bist.
- Du schreibst diese Bücher, weil du anderen Menschen ein Beispiel sein möchtest, wie man sein Leben in Liebe, Freude, Harmonie und Frieden verändern kann.

- Ich habe dich beim Schreiben deiner Texte begleitet und so werde ich auch bei Auftritten immer an deiner Seite sein.
- Hab einfach Vertrauen zu mir und zu dir selbst.

Diese Worte meines Herzens erfüllen mich einmal mehr mit großer Dankbarkeit. Sie geben mir wieder Kraft und Hoffnung meinen Weg, unterstützt durch Gottes Liebe und Gnade, weiterzugehen. Sie geben mir Halt den Anfechtungen des Lebens entgegenzutreten.

Ein weiterer Punkt für mich ist im Moment die Erstellung einer eigenen Homepage. Auch hier will mir mein Verstand sagen:

- Das schaffst du doch nie alleine.
- Das musst du einem Profi machen lassen.
- Welche einzelnen Reiter willst du denn anbieten wollen? Du hast doch außer dem Buch, das noch nicht einmal auf dem Markt ist, nichts zu bieten.
- Du glaubst doch nicht wirklich, dass jemand dorthin klicken wird.

Mein Verstand arbeitete wieder mal auf Hochtouren.

Als ich mich intensiv mit der Erstellung einer eigenen Homepage befasste, dachte ich zuerst, wie denn meine Seite wohl heißen sollte. Sofort bekam ich eine Antwort in den Sinn und schrieb diese auch gleich auf. Mein Verstand reagierte wieder sofort darauf. „Vielleicht ist es doch nicht das Richtige, frag doch lieber noch einmal bei deiner Lehrerin nach, vergewissere dich doch noch.

"Ich spüre aktuell, wie sehr mich mein Verstand von meinem inneren Weg abbringen will, wie sehr ich dadurch in die Kleinheit gedrängt werden soll. Ich entscheide mich, mir, mit Unterstützung von Gottes himmlischen Helfern, zu vertrauen. Mit ihnen an meiner Seite werde ich die richtigen Worte finden, schreiben und auch sprechen. Durch sie wird auch dieses Buch die Worte und Texte erhalten, die für viele Menschen wichtig sein werden. Ich entscheide mich voller Vertrauen meiner neuen Zukunft entgegenzutreten. Mich voll und ganz auf die Sprache meines Herzens und der Liebe einzulassen.

GRENZEN

Heute besuchte ich einen Gottesdienst in meiner Heimatgemeinde. Darauf freute ich mich schon, denn diesen Pfarrer höre ich sehr gerne predigen. Er ist für mich ein sehr weiser Mensch. Aus seinem Mund strömen Worte der Liebe, aber auch sehr gut gewählte Texte, um die anwesende Gemeinde aus ihrer so weit verbreiteten Lethargie zu holen. Das Bibelzitat: „Wer Ohren hat zu hören, der höre!", kommt mir in den Sinn. Wie wahr doch dieser kurze Satz ist. Warum wollen so viele Menschen nichts hören, nichts in ihrem Leben verändern? Ich spüre an mir selbst, wie wunderbar es ist, sich zu verändern, sich der Liebe in seinem Herzen zu öffnen.

Zurück zu meinem Thema. Der Pfarrer erzählte, wie wichtig es ist Kindern Grenzen zu setzen, damit zeigt man als Eltern seinen Kindern, dass man sie liebt. Hierzu fällt mir ein Beispiel aus meinem Umfeld ein. Als unsere Kinder im Alter von etwa 14 Jahren begannen an den Wochenenden abends wegzugehen, gab es bestimmte Zeitvorgaben von meinem Mann und mir, an die sich unsere Kinder halten sollten. In unserer Ortschaft gab es Möglichkeiten, wo sich die Jugendlichen treffen konnten, somit brauchten wir als Eltern nicht immer in andere Ortschaften zu fahren. Und die Kinder konnten und durften alleine zur vorgegebenen Zeit nach Hause gehen. Es war für sie auch so in Ordnung.

Es gab aber auch Gleichalterige, die kein Zeitlimit erhielten und somit das ein oder andere Mal schon in jungen Jahren ziemlich über die Stränge schlugen, wie man bei uns so schön sagt. Sie tranken erstens mehr als zu viel an Alkohol für ihr Alter und waren auch manchmal morgens um 6.00 Uhr noch nicht zuhause. Ausführlich diskutierten wir mit unseren Jungs solche Situationen. Alle 3 waren der Meinung, es würde ihnen nicht gefallen, wenn sie ein solches Zuviel an Freiheit in diesem Alter hätten. Für sie waren die Grenzen, die wir zusammen mit ihnen ausmachten, sehr wichtig, wie sich in diesem Gespräch herausstellte.

Für mich setzt auch Gott uns Grenzen. Er möchte uns darauf aufmerksam machen, dass wir bestimmte Wege nicht überschreiten sollen. Aber wie fühlen wir diese Grenzen Gottes? Ich bin der Meinung durch Krankheiten, Unfälle usw. Dadurch werden wir zur Ruhe gezwungen. Zu solchen Zeiten sind er und seine himmlischen Helfer uns ganz nahe. Sie möchten uns sanft anstupsen, um wieder auf den richtigen Weg, den Weg der Liebe, zu kommen. Wollen wir das hören, wollen wir dies annehmen? Wollen wir uns von Gott führen lassen? Diese Entscheidung liegt einzig und alleine bei uns selbst.

IMMER NOCH ÄNGSTE

Und da war sie wieder diese unbeschreibliche Angst in mir, mit aller Größe, aller Macht meldete sie sich an der Oberfläche. Auf der Arbeit bekam ich eine Frage gestellt und die Reaktion meines Körpers fühlte sich folgendermaßen an:

- Eisige Kälte durchströmte jede Zelle meines Körpers.
- Das Herz klopfte mir bis zum Hals.
- Ein riesiger Kloß steckte in meiner Kehle fest.
- Eine kaum wahrnehmbare Stimme kam leise aus meinem Inneren heraus.

Ich fühlte, wie meine zuvor noch dagewesene Stärke wie ein Kartenhaus in sich zusammenfiel. In Grund und Boden wollte ich am liebsten versinken. Ich nahm allen Mut zusammen und brachte mehr schlecht als recht eine Antwort hervor. Alle Kraft und Freude waren in Sekundenschnelle aus mir verschwunden. Einmal mehr war ich auf dem Boden der Tatsachen gelandet. Der Opferrolle überließ ich wieder einmal die Oberhand. Wie sehr wünschte ich mir, dass solche Situationen endlich der Vergangenheit angehörten. Zuhause ließ ich mir diese Situation noch einmal durch den Kopf gehen. Welche Angst kam hier bei mir an die Oberfläche? War es eine oder mehrere?

Mit langsamen gleichmäßigen Atemzügen fühlte ich in mich hinein. Eine Situation des Missbrauchs meiner Kindheit kam ganz deutlich an die Oberfläche. Mittlerweile spüre ich noch sehr selten Tränen an die Oberfläche kommen, aber beim Schreiben dieser Zeilen füllte sich mein Herz mit großer Traurigkeit und viele Tränen liefen über meine Wangen. Ich wollte keine Gefühle mehr unterdrücken, es durfte nun alles so lang Verborgene an die Oberfläche. Die Tränen befreiten meinen Körper von alten Lasten. Nach einer Weile kehrte ich zurück zu diesen Ängsten. Für mich sind es mehrere einzelne Empfindungen aus meiner Zeit des Missbrauchs in der Kindheit. Zu jeder aufkommenden Emotion überlege ich mir eine positive Heilaffirmation:

Aufkommende Emotion	U	Heilaffirmation
Die Kälte erinnert mich an die ausgelieferte Nacktheit.	M W A	Im Hier und Jetzt fühle ich mich geborgen und bin von wärmender Liebe umgeben.
Eine kräftige, starke Hand drückt meine Kehle zu, damit ich keinen Laut von mir gebe.	N D L U	Ich lasse meine Stimme frei und kräftig fließen.
Eine enorme Minderwertig-keit und dieses Benutztwer-den lassen mich klein und hilflos wirken.	N G	Ich entfalte meinen Körper und mein ganzes Sein zu sei-ner vollen Größe und Stärke.

Ich vergebe meinen Peinigern.

Hier spüre ich, dass noch nicht alle Verletzungen aus dem Unterbewusstsein meiner Kindheit geheilt sind. In den nächsten Wochen kümmere ich mich verstärkt um dieses aktuelle Thema.

SICH SELBST VERLETZEN

Da ich die Menschen in meinem Alltag immer aufmerksamer beobachte und wahrnehme, stelle ich fest, dass in den allermeisten Menschen eine tiefe Unzufriedenheit sitzt. Aber woher kommt diese? Man kann so viele Dinge kaufen, wie es bisher in der gesamten Menschheitsgeschichte noch nie möglich war. Das ist für mich der Beweis, dass Materielles nicht zu unserer Zufriedenheit beiträgt. Die psychologischen Praxen platzen aus allen Nähten. Wartelisten von mehreren Wochen bis zu über einem Jahr sind keine Seltenheit. Selbst bei den Kinder- und Jugendpsychologen sieht es nicht besser aus. Warum ist das so?

Für mich sind die unterdrückten, nicht gelebten Gefühle dafür mitverantwortlich. Wir haben nicht gelernt damit umzugehen. Gerade in der aktuellen Zeit sind sehr viele, alte, weise Seelen auf diese Erde gekommen. Sie tragen den Wunsch tief in sich diese Welt in eine bessere, friedlichere Welt verändern zu wollen. Ein Teil davon ist jetzt im frühen Erwachsenenalter. Allerdings entstammt ein Großteil ihrer Eltern einer wesentlich gefühlsärmeren Familie ab. Mit ein wenig Einfühlungsvermögen können wir uns hier vorstellen, dass Konflikte unvermeidlich sind.

An meinem eigenen Körper spüre ich die Zusammenhänge zwischen unterdrückten Gefühlen und Krankheiten. Erst durch meinen Zusammenbruch wurde ich auf andere Sichtweisen aufmerksam. In meinem Umfeld spüre ich täglich, dass sich die Mehrheit der Menschen hilflos in Bezug auf Emotionen fühlt. Wir haben es nicht gelernt, wie wir uns in solchen Situationen verhalten sollen. Wie viele Menschen versinken deshalb in irgendwelchen Süchten. Sie ertränken ihre Verletzungen z. B. in Alkohol. Die Anzahl der Süchtigen ist so groß wie noch nie. Egal ob Drogen, Nikotin, Alkohol … Auch extremer Sport gehört für mich dazu, seinen Gefühlen nicht zu begegnen, ihnen einfach davonzulaufen. Ein weiterer Punkt ist, sich selbst körperliches Leid zuzufügen. Solche Menschen wollen den tiefen Schmerz in sich nicht anschauen, nicht zulassen, nicht an die Oberfläche lassen, deshalb fügen sie sich äußerlich Schmerzen zu. Auch fühlen sie sich oft von anderen Menschen nicht verstanden, eben weil sie viel feinere, sensiblere Seelen sind als ein Großteil ihres Umfeldes.

Bei diesen Zeilen wurde mir mein Herz mehr als schwer. Wie viele Jahre habe ich das an meinem Körper gespürt. Wie Schuppen fällt es mir von den Augen. All die Jahre habe ich mich selbst verletzt, habe täglich an meiner Haut herumgekratzt, nur um diese tiefsitzenden Verletzungen in meinem Inneren nicht spüren zu müssen.

Was habe ich meinem Körper nur angetan? Viele, viele Tränen der Traurigkeit und Verzweiflung rollen über meine Wangen. Bitte verzeih mir, mein geliebter Körper. Ich möchte dir in Zukunft all meine Liebe und Fürsorge zukommen lassen.

ENDE MEINES 2. BUCHES

Da ich das Gefühl hatte, mein 2. Buch ist mittlerweile schon fast am Ende angekommen, ich aber noch ein paar Inspirationen hierfür brauchte, fuhr ich einige Tage alleine in die Berge. Einen Ausdruck von allem bisher Geschriebenen nahm ich zur nochmaligen Durchsicht mit. 3 volle Tage hatte ich eingeplant. Das Wetter, die Unterkunft und die Aussicht waren einfach grandios. Am ersten Tag machte ich eine Wanderung, ich war ja schließlich in den Bergen. Diese war im Nachhinein anstrengender, als ich vorher dachte, aber der Ausblick von oben war atemberaubend. Der Aufstieg ging lange Zeit durch den Wald. Auch wenn ein Großteil der Menschheit sich alle Mühe gibt, unsere Welt zu zerstören, existieren noch immer solche Stückchen Erde, in denen die Natur noch lebendig, vielfältig und ursprünglich sein kann. Eine Farbenpracht von Blüten, unzähligen Schmetterlingen und Insekten säumten meinen Weg. Dankbar schloss ich diese Bilder in mein Herz.

Gleich am nächsten Morgen war mein Verstand schon vor mir wach. „So wird das nie etwas mit deinem Buch, bla, bla, bla …" Nach dem Frühstück genoss ich ein paar tiefe Atemzüge in der frischen, freien Natur. Ich legte mich noch eine halbe Stunde auf mein Bett, fühlte ganz in mich hinein und war vollkommen im Hier und Jetzt. Mein Verstand hatte Pause!!! Nun nahm ich mein Manuskript, setzte mich unter einen Baum und las und las, korrigierte das eine oder andere und las weiter. Nur eine kleine Mittagspause gönnte ich mir. Hierzu fuhr ich mit dem Auto eine Ortschaft weiter und kaufte mir dort einen Salat und Obst zum

Mittagessen. Einen Cappuccino gönnte ich mir als Nachtisch.

◆ ◆ ◆

Unterwegs kam ich an einer Kirche vorbei. Da ich die Stille und die Nähe zu Gott dort immer am deutlichsten wahrnehme, ging ich in diese Kirche hinein. Mein Blick blieb an einem lebensgroßen Bild von Jesus Christus hängen. Diese Liebe und Herzlichkeit, die seine Augen ausstrahlten, waren für mich überwältigend. Sein Herz leuchtete und strahlte mitten aus seinem Herzzentrum. Von dort aus strömten goldene Strahlen in alle Richtungen bis zum Rand des Bildes. In diesem Moment umhüllte mich eine nicht in Worte zu fassende Energie. Diese durchströmte meinen kompletten Körper und alles fühlte sich warm und lichtdurchflutet an. Ich nahm dies ehrfürchtig, demütig und dankbar in meinem Herzen auf. Wieder einmal spürte ich die unglaubliche Kraft von Jesus an meiner Seite. Möge doch jeder einzelne Mensch diese große Liebe in seinem Herzen entdecken und diese in die Welt ausstrahlen. Das Wort Jesu „Sei du das Licht der Welt!" wird beim Anblick dieses Bildes in mir lebendig. Machen wir uns auf dies zu leben!

◆ ◆ ◆

Nun war schon mein 3. und letzter Tag hier in den Bergen angebrochen. Es gab in diesem kleinen Bergdorf eine kleine Marienkapelle, auch in diese ging ich hinein. Die Präsenz von Mutter Maria war hier so überaus stark. Mögen dies doch alle Menschen in ihrem Herzen erkennen und fühlen. Maria, Mutter Gottes, unterstützt uns mit der blauen Energie und Farbe ihres Kleides bei allen Krankheiten. Da auch sie eine Frau ist, steht sie vor allen diesen und allen Müttern bei ihren Aufgaben zur Seite.

An diesem Tag entscheide ich mich für eine kürzere Wanderung, nur etwa 1 Stunde Fußmarsch zu einer bewirtschafteten Hütte. Ich spüre, dass bei körperlicher Anstrengung mein ganzer Kreislauf in Schwung kommt und durch das tiefe Atmen auch meine Lungen gereinigt werden. Den sportlichen Teil in meinem Leben möchte ich in Zukunft besser umsetzen. Wenn ich unterwegs das Bedürfnis zum Schreiben hatte, hielt ich einfach an, packte mein Notizbuch aus, setzte mich ins Gras und ließ den Wörtern den Weg in dieses Skript finden.

Am Ende dieses Tages hatte ich 19 handgeschriebene DIN A5 Seiten in meinem Notizbuch niedergeschrieben, korrigiert und diese noch alle auf den Laptop übertragen. Morgens hatte ich mir die Zeit genommen, um in der Marienkapelle zu verweilen. Die heutige Wanderung hatte ich in vollsten Zügen genossen und auf einer Hütte ausgiebig Mittag gemacht. Ich spürte, wie sich alles zum Positiven verändert, wenn ich mich nur von meinem Herzen führen lasse. Eigentlich müsste dieser Tag 2x24 Stunden haben, so vieles hatte ich heute geschafft. Gestern Morgen wollte mich mein Verstand noch von etwas ganz anderem überzeugen. Diese Erfahrung finde ich sehr bereichernd und beeindruckend.

Am Ende dieses Buches angekommen stelle ich fest, dass ich um sehr viele Informationen und Erfahrungen reicher geworden bin. Diese haben mein Leben wieder ein Stück weiter verändert. Nach wie vor ist es für mich ein Geschenk in der Liebe, Freude und Leichtigkeit zu wachsen, trotz aller Berge und Hindernisse auf meinem Weg. Wie schon erwähnt, gibt es für mich so gut wie keinen Tag, an dem ich nicht in der Stille das goldene Licht der Liebe und Heilung durch meinen Körper fließe lasse. Aus diesem Grund habe ich nun im Anschluss diese kurze Meditation für alle Leser niedergeschrieben.

Ich wünsche Ihnen von Herzen, dass diese Worte Ihren Körper, Geist und Seele positiv auf Ihrem weiteren Lebensweg unterstützen.

MEDITATION

Ich suche mir einen Platz, an dem ich während dieser Meditation ungestört bin, zünde, wenn möglich, eine Kerze an und setze mich aufrecht hin. Ich schließe meine Augen. Nun bitte ich alle Schutzengel, Erzengel und himmlischen Helfer, die für mich in diesem Augenblick wichtig sind, an meine Seite. Ich lege meine Zunge an meinen Gaumen und lasse meinen Kiefer ganz locker und entspannt. Mein Atem fließt langsam und gleichmäßig. Beim Einatmen lasse ich den Atem bis tief zu meinem Bauchnabel fließen, beim Ausatmen lasse ich wieder alle Luft aus meinem Körper heraus. Ich atme etwa 10-mal tief ein und wieder aus, mein Körper entspannt sich dadurch mehr und mehr. Nun konzentriere mich auf die Mitte meiner Fußsohlen. Aus ihnen lasse ich Wurzeln in Mutter Erde wachsen, tief in das Innere hinein, sie verzweigen sich weit in alle Richtungen. Am Ende dieser Wurzeln erstrahlt alles in reinem, goldenem Licht.

– Kurze Stille – langsam tief ein- und wieder ausatmen

Nun spüre ich, wie sich diese Wurzeln mit der goldenen Energie der Liebe und der Heilung füllen. Diese steigt durch meine Fußsohlen nach oben und durchflutet alles mit der goldenen Energie der Liebe und des Lichtes. Sie fließt durch das Sprunggelenk über die Unterschenkel bis zum Kniegelenk. Alles strahlt in goldenem Licht. Weiter fließt diese über die Oberschenkel zu meinen Hüften und breitet sich dort aus. Durchströmt meinen Bauchraum und alle Organe mit dem goldenen Licht der Liebe und Heilung. Geht weiter über mein Herz zu meinen Lungen und reinigt diese. Fließt durch meinen Kehlkopf, meinen Mund, Nase, Ohren und Augen bis zur höchsten Stelle meiner Schädeldecke. Dort fließt diese goldene Energie in Form eines Strahls nach oben in die Weite des Universums.

– Kurze Stille – langsam tief ein- und wieder ausatmen

Nun spüre ich einen weiß-goldenen Lichtstrahl über meinem Kopf. Er fließt von oben durch mein Kronenchakra (höchste Stelle meines Kopfes), durchflutet meinen gesamten Kopfraum bis zu meinem Atlas, der obersten Stelle meiner Wirbelsäule. Von dort langsam, Wirbel für Wirbel, bis nach unten zu meinem Steißbein, durchleuchtet meine gesamte Wirbelsäule mit weiß-goldenem Licht. Von dort weiter über die Hüften, Oberschenkel bis zu den Knien, alles ist mit der Energie der Liebe gefüllt, über die Unterschenkel, Sprunggelenke zu meinen Fußsohlen. Von dort wieder zurück zu unserer Mutter Erde. Somit bin ich mit Himmel und Erde, mit Erde und Himmel verbunden.

– Kurze Stille – langsam tief ein- und wieder ausatmen

Ich kann so lange in dieser Energie verweilen, wie es für mich gut und stimmig ist. Zum Abschluss bedanke ich mich bei allen himmlischen Helfern, die mich während dieser Meditation unterstützt haben, und nehme ein paar tiefe Atemzüge, öffne langsam meine Augen und komme wieder ganz im Hier und Jetzt an.

Am besten ist es diese kurze Meditation täglich durchzuführen, damit stärke und unterstütze ich nachhaltig meinen physischen Körper und reinige und heile mit der Zeit auch meinen feinstofflichen Körper.

WEITERE INFOS

Unter folgender Web-Adresse können Sie weitere Informationen über die Autorin abrufen:

www.birgit-stengel.de

◆◆◆

Das erste Buch der Autorin: **BurnOut - Das größte Geschenk meines Lebens.** ISBN: 978-395683-449-3

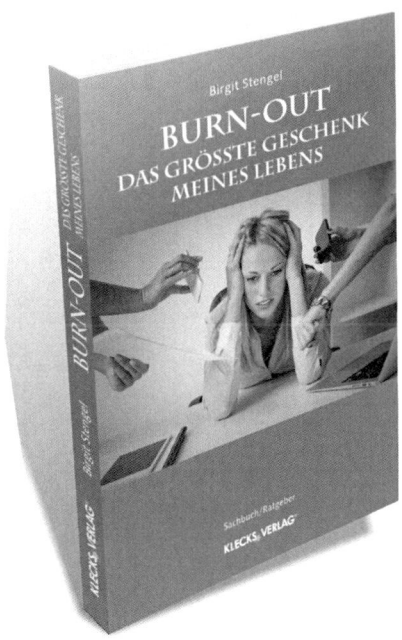

BURN-OUT
DAS GRÖSSTE GESCHENK MEINES LEBENS

Wenn die Seele erkrankt, geschieht das selten über Nacht. Manchmal leidet sie bereits seit vielen Leben an den unterschiedlichsten Verletzungen.

Und dann passiert es plötzlich: Nichts geht mehr, Depressionen, Angst, Antriebslosigkeit, völlige geistige und körperliche Erschöpfung – ein Burn-out riss die Autorin gänzlich aus ihrem Leben ...

Herkömmliche medizinische Therapiemaßnahmen verschaffen oft Linderung, doch die Autorin erkannte, dass es ihre Seele war, die litt, und die ließ sich nicht durch Medikamente heilen. Sie fand und ging einen komplett neuen Weg – ganz tief in sich hinein.